健康中国—肿瘤防治科普系列丛书

胸部肿瘤

主　编　王　洵　蔡东焱　许有涛

副主编　张先稳　杨　阳　韩正祥　韩高华　李　进
　　　　徐　伟　卞伟钢　李剑萍

编　委　陈　炳　吕萌萌　张　怡　杨　扬　张　悦
　　　　陈思涛　王杰鸿　于夕淼　龚雪雷　张春晓
　　　　芦凤玲　朱湘芸　陈娇娇　徐闻欢　杨　艳
　　　　解佳奇　邢恩明　殷　婷　陈婷婷　黄　亚

审　校　缪建华　陈暑波

U0380211

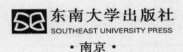

东南大学出版社
SOUTHEAST UNIVERSITY PRESS

·南京·

图书在版编目(CIP)数据

胸部肿瘤 / 王洵,蔡东焱,许有涛主编. -- 南京 :
东南大学出版社,2025.2. -- (健康中国 / 沈波,苪勇,
缪苏宇主编). -- ISBN 978-7-5766-1229-5

Ⅰ. R734

中国国家版本馆 CIP 数据核字第 2025K73Z09 号

责任编辑:戴坚敏(635353748@qq.com)　　　　责任校对:子雪莲
封面设计:王　玥　　　　　　　　　　　　　　　责任印制:周荣虎

胸部肿瘤　Xiongbu Zhongliu

主　　编　王　洵　蔡东焱　许有涛
出版发行　东南大学出版社
出 版 人　白云飞
社　　址　南京市四牌楼 2 号　邮编:210096
经　　销　全国各地新华书店
印　　刷　南京工大印务有限公司
开　　本　787mm×1092mm　1/16
印　　张　11
字　　数　255 千字
版　　次　2025 年 2 月第 1 版
印　　次　2025 年 2 月第 1 次印刷
书　　号　ISBN　978-7-5766-1229-5
定　　价　58.00 元

本社图书若有印装质量问题,请直接与营销部调换。电话(传真):025 - 83791830

健康中国—肿瘤防治科普系列丛书
编委会

总序

悠悠民生，健康最大。《健康中国行动（2019—2030）》提出到 2030 年一系列健康目标，为老百姓的健康守则划了"国标"，健康中国顶层设计也逐渐走入寻常百姓家。围绕疾病预防和健康促进，开展了 15 个专项行动，其中癌症防治行动主要针对当前我国癌症发病率、死亡率逐年上升的趋势，围绕癌症预防、早期预防及早诊早治、规范化治疗、康复和膳食指导等给出权威的规范化意见，并提出社会、政府及个人应该采取的举措。这项行动实现了全人群、全生命周期的慢性病健康管理，使总体癌症 5 年生存率提高 15%。没有全民健康，就没有全民小康，健康长寿是我们共同的愿望。要实现这一宏伟目标，需要医学工作者和全体国民的共同努力，需要提高全体国民的健康意识和科学素养。

多年来，缪建华教授的团队致力于编著临床肿瘤学论著，先后出版并在全国新华书店发行了《肿瘤内科相关事件临床处理策略》《恶性肿瘤相关治疗临床应用解析》《恶性肿瘤相关因素临床预防方略》《肿瘤预防》等著作，为肿瘤临床工作者掌握肿瘤学相关知识、提高肿瘤疾病的预防及诊疗水平作出了贡献，是肿瘤学科进步的重要组成部分。

今天，缪建华教授、沈波教授再次组织南京大学附属鼓楼医院、东南大学附属中大医院、南京医科大学第一附属医院（江苏省人民医院）、南京医科大学附属肿瘤医院（江苏省肿瘤医院）、南京医科大学附属老年医院（江苏省省级机关医院）、南京医科大学附属淮安第一人民医院、中国科技大学附属第一医院西区（安徽省肿瘤医院）、苏州大学第一附属医院、徐州医科大学附属医院、扬州大学附属苏北人民医院、江南大学附属医院、南京大学附属盐城第一医院、南京中医药大学附属南京医院（南京市肿瘤医院）、南京医科大学康达学院附属连云港二院、东台市人民医院的肿瘤学家共同撰写编著《健康中国—肿瘤防治科普系列丛书》，正是进一步响应健康中国行动的号召，把科学传播给广大人民群众，提高全体国民对肿瘤疾病的认识，是健康中国行动的重要组成部分。

《健康中国—肿瘤防治科普系列丛书》包含了头颈部肿瘤、胸部肿瘤、消化系统肿瘤、肝胆胰肿瘤、男性生殖系肿瘤、妇科肿瘤、骨软组织肿瘤、淋巴肿瘤、皮肤肿瘤、肿瘤的全身治疗、肿瘤的局部治疗、肿瘤的姑息治疗、肿瘤护理等，该丛书每类肿瘤单独一册，陆续出版发行。全书以问答的形式阐述了每一类肿瘤的特征、好发人群、发病机制、临床表现、治疗方案、防治要点等等。全书文字既力求简明易懂，同时也不失专业性，目的是让不具备医学专业知识的普通读者能够充分了解各类肿瘤的防治知识，以促进健康中国行动计划的顺利实施及全民健康水平的提高。

相信随着这套丛书的出版发行，将激发广大人民群众探索肿瘤学未知领域追求真理的热潮，人们将和这套书一起踏上一段精彩的健康科普之旅，感受科学的魅力。

感谢全体作者为肿瘤学的科普作出的辛勤劳作！感谢全体作者为提高全民科学素养所作的贡献！

2024 年 4 月

前 言

在这个快速变化的时代，健康已成为我们最宝贵的财富，而癌症，作为威胁人类生命的重大疾病之一，其预防、诊断与治疗的每一步进展，都牵动着无数家庭的心弦。《健康中国行动（2019—2030）》提出到 2030 年一系列健康目标，为老百姓的健康守则划了"国标"，健康中国顶层设计也逐渐走入寻常百姓家。为让广大群众了解肺癌和乳腺癌的早期症状和诊疗现状，我们在《健康中国—肿瘤防治科普系列丛书》中编列了《胸部肿瘤》分册，旨在成为广大读者手中一盏照亮健康之路的明灯，让我们在面对肺癌与乳腺癌这两大常见癌症时能够更加从容不迫，科学应对。

健康，如同生命之树，需要我们细心呵护。然而，随着生活方式的改变和环境因素的影响，癌症的发病率逐年攀升，尤其是肺癌与乳腺癌，已成为全球关注的公共卫生问题。本书提醒我们时刻关注自身健康，防患于未然，让健康意识深植于心。

癌症，这个听起来令人心生畏惧的词汇，其背后却隐藏着复杂的生物学机制和多样的临床表现。本书通过"癌症认知启蒙"教育，旨在通过深入浅出的方式，帮助读者了解癌症的基本概念、成因、分类及发展趋势，为后续的深度探讨打下坚实的理论基础。

肺癌，作为死亡率最高的癌症之一，其高发性与隐匿性令人忧虑。本书将带领读者走进肺癌的世界，从病理类型、分期标准到最新研究进展，全面解析这一疾病的来龙去脉，为肺癌的早期发现与有效治疗提供有力支持。

乳腺癌，作为女性健康的头号敌人，其发病率虽高，但若能早期发现并采取积极的治疗措施，预后往往较为乐观。文中我们详细阐述了乳腺癌的风险因素、筛查方法、诊断技术及综合治疗策略，旨在提高公众对乳腺癌的认知水平，促进乳腺癌的早防早治。

"早发现、早诊断、早治疗"，是战胜癌症的黄金法则。本书强调"早筛早治重要性"，通过真实案例和科学数据，展现早期筛查在癌症防治中的关键作用，鼓励人们积极参与定期体检，为自己和家人的健康保驾护航。随着医疗技术的进步，癌症的治疗手段日益丰富，从传统的手术、放化疗到新兴的靶向治疗、免疫治疗等，为患者提供了更多的选择。本书详细介绍了肺癌和乳腺癌各种治疗方法的适应证、疗效评估及可能的不良反应，帮助患者及家属在纷繁复杂的治疗信息中做出明智的决策。

癌症不仅仅是一场身体上的战斗，更是一场心理上的考验。本书也关注了癌症患者的心理健康问题，提供了心理调适、情绪管理、社会支持及康复锻炼等方面的实用建议，旨在帮助患者及家属建立积极的应对态度，促进身心全面康复。

面对癌症的挑战，我们并非孤军奋战。本书最后以"共筑健康未来"为结语，呼吁社会各界携手合作，加强癌症防治知识的普及教育，推动医疗资源的均衡分配，共同构建一个没有癌症恐惧的健康世界。

让我们以知识为武器，以爱心为动力，共同守护生命之光，迎接更加美好的健康未来。

感谢全体作者为肿瘤学的科普作出的辛勤劳作！感谢全体作者为提高全民科学素质所作的贡献！

2025 年 2 月

目录

3 胸膜肿瘤

4 乳腺肿瘤

后记

1

肺肿瘤

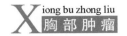

胸部包括肺、纵隔、食道（归类在消化道肿瘤中）、胸壁（主要是胸膜间皮瘤）。

1.1
认识肺

1.1.1 什么是肺？

肺是我们的呼吸器官，位于胸腔，左右各一，就好比两个弹性气囊，当我们吸气时，肺会像鼓了气的气囊，充满空气；当我们呼气时，它们就会缩小，此时空气被排出。

1.1.2 肺的主要功能是什么？

呼吸和气体交换。

（1）氧气的摄入。吸气时，进入肺里面的空气中含有氧气，氧气通过血液输送到身体的各个部分，以满足身体对氧气的需求，维持身体的正常运转。

（2）二氧化碳的排出。身体利用氧气后产生的二氧化碳通过血液输送至肺，随呼气排向外界。人体通过正常的吸气和呼气活动，维持体内氧气和二氧化碳的动态平衡。

1.1.3 肺有什么解剖生理特点？

肺在左右胸部各有其一，其中右肺较大、较高，分为三叶；左肺较小、较低，分为两叶。

气管和支气管树：气管和支气管就好比一个城市的供电系统，供电系统通过主电缆将电输送到成千上万个家庭电网；而人体则通过气管将氧气输送到各支气管中。

胸膜：肺的外表面被薄膜包裹，称为胸膜。胸膜分为两层，两层之间有密闭的空隙，称为胸膜腔。胸膜腔中含有少量液体，主要起润滑作用，可以减少肺收缩和扩张时产生的摩擦力，使呼吸更容易进行。

1.2

认识肺部结节

1.2.1 什么是肺部结节?

肺结节一般是指通过肺部 CT 或 MRI 等影像学检查发现的直径在 3 cm 之内的局限性、圆形或类圆形密度增高的部分。肺结节既可以是良性的,如炎症、良性肿瘤等;也可以是恶性的,如癌。现如今结节在人体当中比较常见,并以良性居多。

1.2.2 发现肺部结节一定是肺癌吗?

不一定。肺结节分良性结节、恶性结节以及混合性结节。良性结节可由真菌感染、结核及良性肿瘤等所引起。恶性结节即癌症,属于恶性肿瘤。混合性结节由良性结节和恶性结节共同组成。据报道,我国肺结节的诊断率为 30％ 左右,最后确诊为肺癌的患者只占总人数的 1％～2％,所以肺结节不等于肺癌,发现肺结节也不必太过担心。最好的方法是向医生进行咨询,了解下一步治疗方案。

1.2.3 什么是肺部良性肿瘤?

肺部肿瘤分为良性肿瘤和恶性肿瘤。恶性肿瘤也就是人们口中常说的癌。良性肿瘤相较于恶性肿瘤来说生长缓慢,一般只在固定的位置形成一个边界分明的肿块,不会破坏周围正常的组织(但会压迫正常组织),同时也不具备转移到其他器官或组织的能力,不会造成其他脏器的损害,如脑和脊柱等。从肿瘤细胞形态上来说,良性肿瘤细胞也更加接近正常细胞。但也不能忽视良性肿瘤的危害,如良性肿瘤在生长过程中可能会压迫气管造成呼吸困难、压迫血管导致胸痛等。

1.2.4 肺部良性肿瘤会变成肺癌吗?

一般情况下,肺部良性肿瘤是不会变成癌的,这归因于许多因素,如生长、机制调控及基因突变等。良性肿瘤细胞通常保持着相对正常的细胞形态及功能,生长缓慢,不具备破坏正常组织及转移的能力,这种相对规律的生成模式,归功于调控机制的相对完整。同时从基因的层面来说，癌的产生一般涉及基因突变，如原癌基因的激活、抑癌基因的失活等，这些变化使细胞失去了正常的控制，从而形成癌。因此良性肿瘤相较于癌来说，生长和发展的过程更加有序，受到更好的调控，很少涉及癌基因的突变等。当然，良性肿瘤也可能会发生一些恶变，但概率比较低，因此发现良性肿瘤时，不必太过担心，做到定期复查、及时干预即可。

1.2.5 肺部良性肿瘤患者需要手术吗？

决定是否对肺部良性肿瘤进行手术治疗通常需要综合考虑多个因素，包括肿瘤的类型、大小、位置，以及患者的整体健康状况。并非所有的肺部良性肿瘤都需要手术治疗，其中许多可以通过观察和定期的医学监测来管理。决定是否进行手术治疗一般考虑的因素主要有：

（1）肿瘤的类型。不同类型的肺部良性肿瘤具有不同的特性，一些肿瘤可能对周围组织产生较大的压力，而另一些则可能引起其他症状，可能需要手术来缓解这些影响。

（2）肿瘤的大小和位置。较大或处于特定位置的肿瘤可能会影响周围的器官或组织，导致症状或功能受损，在这种情况下，手术可能是一种有效的治疗选择。

（3）症状。如果患者出现明显的症状，如呼吸困难、胸痛或咳血，这可能是进行手术的指征。

（4）肿瘤的生长趋势。如果肿瘤显示出恶性特征，即使最初是良性肿瘤，医生也可能会建议手术以防止潜在的进展。

（5）患者的整体健康状况。是否适合手术治疗还取决于患者的整体健康状况，包括年龄、其他潜在的健康问题以及手术的可行性。

在某些情况下，医生可能会选择通过定期的影像学监测来追踪肿瘤的生长情况，而不立即采取手术。这种观望的方法适用于那些生长缓慢、对周围结构没有明显影响的小型肿瘤。总之，决定是否进行手术治疗通常需要医生仔细评估患者的具体情况。患者应该与医生详细讨论肿瘤的性质和治疗选择，以制定最合适的治疗计划。在做出决策之前，患者应该充分了解手术的风险和收益，并与医疗团队共同决定最适合个体情况的治疗方案。

1.2.6 肺部良性肿瘤如何治疗？

肺部良性肿瘤治疗方法的选择通常需要考虑多种因素，包括肿瘤的类型以及患者的整体健康状况。在一些情况下，可能并不需要直接进行治疗，而是通过定期监测来观察肿瘤的生长。以下是一些常见的肺部良性肿瘤治疗方法：

（1）观察和监测。对于小型、生长缓慢且未引起明显症状的肺部良性肿瘤，医生可能选择通过定期的影像学检查（如 CT 扫描）来观察其生长情况，如肺泡瘤或错构瘤。

（2）手术切除。对于那些有症状、较大或位于特殊位置的肺部良性肿瘤，医生可能建议手术切除。手术可以通过开胸手术（胸腔镜手术）或经皮肺穿刺手术等方式进行。手术通常是一个有效的治疗选择，特别是当肿瘤对周围组织产生压力或影响器官功能时。

（3）介入性治疗。对于一些特定类型的肺部良性肿瘤，如血管瘤，介入性治疗方法可能被考虑，包括经导管的介入性手术如介入性动脉栓塞，或经皮射频消融等放射治疗。

（4）放射治疗。这种方法在一些情况下可能被用于治疗肺部良性肿瘤，尤其是对于一些无法手术切除的肿瘤或患者不能接受手术的情况。然而，放射治疗对于一些肿瘤可能并不是首选的治疗方式。

（5）药物治疗。药物治疗一般在良性肿瘤的治疗中较少使用，因为这些肿瘤通常不对化疗等药物产生良好的反应。但在一些特殊情况下，如需要缓解症状或控制肿瘤的生长，医生也会考虑使用一些药物进行治疗。

1.2.7　首次检查发现的肺部结节应该如何处理？

处理肺结节的方案通常取决于结节的大小、形态、危险因素以及患者的整体健康状况。以下是一般性的处理方案：

（1）小结节（直径小于 6 mm）：监测。对于微小结节，医生通常会选择通过定期的影像学检查进行监测，以观察其生长趋势，如胸部 X 线或 CT 扫描；对于小结节，特别是那些不活跃的结节，医生可能会选择采取观察和监测的策略，因为它们更有可能是良性的。

（2）小至中等结节（直径在 6～8 mm）：定期影像学监测。对于这一大小范围内的结节，医生可能会建议进行定期的 CT 扫描，以监测结节的生长。如果结节大小稳定不变，可能不需要进一步的处理。

（3）中等至大结节（直径在 8～30 mm）：① 高分辨率 CT 扫描，较大的结节可能需要更详细的评估，可采用高分辨率 CT 扫描，以更清晰地观察结节的特征；② PET-CT，在一些情况下，医生可能会建议进行 PET-CT，以帮助确定结节的活性和是否有转为癌症的可能性；③ 组织学检查，对于可疑的结节，可能需要进行组织学检查，如经皮穿刺活检、支气管镜检查或胸腔镜手术，以明确结节的性质。

（4）大结节（直径大于 30 mm）或有危险因素：组织学检查和全身评估。对于较大的结节或存在危险因素（如吸烟、家族病史等）的，医生可能会更倾向于进行组织学检查，同时可能需要全身评估，包括检查淋巴结是否受累；根据组织学检查的结果和结节的类型，可能需要进一步的治疗，包括手术切除、放疗、化疗或靶向治疗。

1.3

认识肺癌

1.3.1　什么是肺癌？

肺癌目前是全世界癌症死因的第一名，包括原发性肺癌和转移性肺癌。

肺部最常见的恶性肿瘤是原发性肺癌，通常起源于肺部组织。原发性肺癌又以非小细胞肺癌最常见，约占肺癌总数的 85%。

根据组织学类型、细胞形态以及所处位置，非小细胞肺癌又可细分为腺癌、鳞癌和大细胞癌。腺癌起源于肺腺泡（小叶中的腺泡结构），通常形成腺状结构（周围型），它是非小细胞肺癌中最常见的亚型，尤其在非吸烟者中相对较常见。鳞癌通常起源于支气管上皮细胞，常见于中央部位（中央型），如大气道和支气管等，与角质化有关，与吸烟直接相关。大细胞癌是非小细胞肺癌中较不常见的类型，通常在肺的外围部位生长，其细胞形态不具有腺癌和鳞癌的特征，通常被用于描述不能明确归类为腺癌或鳞癌的肿瘤。

此外，还有小细胞肺癌。小细胞肺癌通常以中央型为主，起源于支气管，早期就可能发生淋巴结转移和远处器官的转移，例如肝脏、骨骼和大脑可以形成角质化的团块，由于其生长快速和早期的广泛扩散，大多数患者在确诊时已经处于晚期阶段。小细胞肺癌与吸烟有极强的关联，吸烟是发展小细胞肺癌的主要危险因素，而非吸烟者罹患这种类型的肺癌相对罕见。

转移性肺癌是指其他脏器或组织中的癌细胞通过血液和淋巴等转移至肺中形成的肺癌。

1.3.2 哪些因素会导致肺癌？

肺癌的发生是一个多因素的过程，涉及遗传、环境和生活方式等多种因素。以下是可能导致肺癌的主要因素：

（1）吸烟。吸烟是导致肺癌最主要的危险因素。烟草烟雾中含有许多致癌物质，长期吸烟显著增加了患肺癌的风险。不仅主动吸烟，被动吸烟（二手烟暴露）也与肺癌风险增加相关。

（2）空气污染。暴露于空气中的污染物，如二氧化硫、一氧化碳、氮氧化物和颗粒物，可能增加患肺癌的风险。这种污染物通常来自工业排放、交通尾气和其他环境源。

（3）职业暴露。与某些职业相关的暴露，如砷、石棉、放射性物质、镍、铬、煤烟和煤焦油等，可能增加患肺癌的风险。

（4）遗传因素。有肺癌家族史的人可能更容易患肺癌，遗传因素可能在其中扮演一定角色。具体的遗传变异可能增加也可能降低患病的风险。

（5）前期肺病变。有些肺部疾病，如慢性阻塞性肺疾病、硅肺和肺间质纤维化等，与肺癌的发生有关。

（6）年龄。肺癌的发病率随着年龄的增加而增加，尤其是在 60 岁以上的人群中。

（7）营养因素。饮食方面的一些因素，如水果和蔬菜摄入不足，可能与肺癌风险增加有关；而高纤维、富含抗氧化物质的饮食可能有助于降低风险。

（8）人类乳头瘤病毒（HPV）感染。尽管 HPV 主要与宫颈癌有关，但一些研究表明，它也可能与肺癌的发生有关。

了解这些可能导致肺癌的因素可以帮助人们采取预防措施，包括戒烟、避免暴露于污染物、保持健康饮食和定期进行癌症筛查等。

1.3.3 吸烟与肺癌有什么关系？

吸烟与肺癌之间存在着密切的关系，大量科学研究已经证实吸烟是导致肺癌的主要危险因素之一。以下是吸烟与肺癌相关的一些关键点：

（1）致癌物质。烟草烟雾中含有许多致癌物质，其中最为明显的是焦油、一氧化碳、重金属和尼古丁等，这些物质在被人体吸入后可能引发细胞变异，促进癌症的发展。

（2）危险增加。吸烟与肺癌的发生呈正相关关系，吸烟者患肺癌的风险远高于非吸烟者，吸烟的持续时间和每天吸烟的数量都与患肺癌的概率密切相关。

（3）癌症类型。吸烟主要与两种肺癌类型相关，即肺鳞癌和小细胞肺癌；而非吸烟者更容易患肺腺癌。

（4）基因变异。吸烟导致的 DNA 损伤和细胞变异是肺癌发生的关键步骤。当吸烟所引发的基因突变累积到足够程度，将使正常细胞逐渐演变为恶性肿瘤细胞。

（5）二手烟。二手烟（吸入他人吸烟释放的烟雾）也被确认与肺癌风险增加有关，尤其是长期接触的情况下。

（6）戒烟效果。戒烟后，患肺癌的风险逐渐降低，尤其是戒烟后的 10 年内。戒烟对健康有很多积极影响，包括减少患肺癌的风险。

总体而言，吸烟是肺癌发生的主要可预防因素之一，因此，预防肺癌的最有效措施之一就是避免吸烟，或者尽早戒烟。

1.3.4 肺癌的癌前病变有哪些？

肺癌的癌前病变是指在癌症发生之前，组织中发生的一些异常变化。这些变化可以通过组织学检查来识别，有时可能表现为细胞形态学上的异常。以下是一些常见的肺癌癌前病变：

（1）原位癌。这是肺癌的最早期阶段，癌细胞仅局限在表皮层而没有侵犯周围组织。原位癌通常不引起症状，但如果不治疗，它可能发展成侵袭性的癌症。

（2）非典型腺瘤性增生。这是一种在肺泡和细支气管附近发生的非典型细胞增生，虽然它本身并不是癌症，但它被认为是腺瘤性癌的前体病变。

（3）肺腺癌前病变。肺腺癌前病变是肺腺癌的前体，癌细胞局限在细支气管和肺泡中，尚未侵犯邻近组织。

（4）肺细胞鳞状上皮异型增生。这是一种细胞学上的异常，表现为腺上皮转变为鳞状上皮细胞的异型增生，通常和吸烟密切相关，是鳞状细胞癌的前体。

癌前病变的识别对于肺癌的早期预防和治疗非常重要。发现这些早期病变时，医生就可以及时采取相应的监测和治疗措施，以防止其发展成为侵袭性的癌症。需要注意的是，并非所有的癌前病变都一定会演变成癌症。

1.3.5 肺癌可以预防吗？如何预防？

肺癌是可以预防的。导致患肺癌的主要原因之一是吸烟，因此预防肺癌的最有效方法是避免吸烟。此外，还有其他一些健康行为和预防措施有助于降低患肺癌的风险。

（1）戒烟。如果你是吸烟者，戒烟是降低患肺癌风险的最重要措施，即使是长期吸烟者在戒烟后的头几年内也能够观察到明显的健康改善；同时避免长时间接触二手烟，因为二手烟中的有害物质也与肺癌风险增加有关。

（2）避免职业暴露。一些职业环境中暴露于致癌物质（如石棉、煤尘、化学品）的人群患肺癌的风险较高，采取适当的防护措施，遵循职业健康和安全准则，可以降低该风险。

（3）保持健康饮食。饮食中含有丰富的水果、蔬菜、全谷物和富含抗氧化剂的食物，有助于维持身体健康，降低患癌症的风险。

（4）锻炼身体。规律的体育锻炼有助于维持身体健康，提高免疫系统的功能，降低患癌症的风险。

（5）定期体检。针对高风险人群或有症状的个体，定期进行肺部和全身检查，有助于早期发现异常迹象，提高治疗成功的机会。

（6）接受疫苗接种。对于一些特定的感染，如人乳头瘤病毒（HPV）感染，接受相应的疫苗接种可以降低患相关癌症的风险，从而避免癌细胞的转移、扩散。

总的来说，采取健康的生活方式，避免吸烟，避免暴露于致癌物质，以及定时进行健康检查，都是降低患肺癌风险的重要措施。个体的生活方式和环境因素都会影响患癌症的风险，因此在预防癌症方面采取综合的健康策略是至关重要的。

1.3.6　肺癌会遗传和传染吗？

不会。肺癌一般不属于遗传性疾病，但基因和遗传因素可能在其发病过程中发挥一定的作用。大多数肺癌是由环境暴露（主要是吸烟）引起的，而不是由遗传因素引起的。当然，有些家族性肺癌病例表明，遗传因素可能对个体患肺癌的风险有一定的影响。遗传性肺癌的发现相对罕见，通常涉及家族中多个成员患有肺癌。研究已经发现，一些基因突变可能增加患肺癌的风险，但这些情况在整体肺癌病例中仍然是少数。

至于肺癌的传染性，肺癌本身并不是一种传染病，而是由正常细胞发生异常增生和突变引起的疾病，不能通过接触患者或其体液传播。然而，吸烟是引发肺癌的主要危险因素之一，二手烟暴露也可能增加患肺癌的风险，在这种情况下，二手烟暴露并不是肺癌的传染途径，本质上仍是因为吸入了含有致癌物质的烟草烟雾。

总的来说，肺癌的发病主要与个体的生活方式和环境因素有关，而不是通过遗传或传染途径传递给他人。遗传因素在一些肺癌病例中可能起到了一定的作用,因此对于有家族史的人,提高健康检查的频率可能是有益的。

1.3.7 肺癌可以治好吗?

不一定。肺癌是否能够根治的决定因素包括癌症的类型、所处的阶段、患者的整体健康状况以及治疗的有效性。在一些早期阶段的非小细胞肺癌病例中,通过手术切除肿瘤是可以实现根治的。然而,在其他情况下,特别是当癌症已经扩散到身体其他部位时,治疗的目标可能更多的是控制病情、缓解症状和延长生存。以下是一些与肺癌根治相关的因素:

(1)早期诊断。肺癌的早期诊断提高了治愈的概率。在癌症早期阶段,肿瘤可能局限在肺部,手术切除根治的可能性较大。

(2)手术治疗。对于一些早期的非小细胞肺癌,手术切除是一种常见的治疗方式。手术的目标是完全切除肿瘤,以实现根治。

(3)所处阶段。肺癌的阶段是指癌症扩散的程度。早期阶段治愈的概率相对较高,而晚期阶段的治疗更侧重于缓解症状和延长生存时间。

(4)治疗综合策略。在许多情况下,医生可能会采用多种治疗方法,如手术、放疗、化疗和靶向治疗的不同组合,以提高治疗的综合效果。

(5)患者的整体健康状况。患者的整体健康状况也是影响治疗结果的重要因素。手术、放疗或化疗的选择可能受到患者整体健康状况的影响。

尽管在许多情况下肺癌的治疗目标是根治,但在一些晚期阶段或转移性病例中,治疗可能更倾向于控制病情和提高生存质量。个体患者的情况各异,治疗计划应根据具体情况进行定制。及早发现、早期治疗以及与医疗团队的密切合作,都是提高治愈概率的关键因素。

1.3.8 肺癌治疗后会有哪些后遗症?

肺癌治疗后可能会出现一些后遗症,这取决于所采用的治疗方法、肺癌的阶段以及个体患者的身体状况。以下是一些可能的后遗症:

(1)手术后:① 呼吸功能下降。如果进行肺叶切除或全肺切除的手术,可能导致呼吸功能的永久性损害。② 胸痛和不适。手术后可能会有一定的胸痛和不适,尤其是在手术切口周围。③ 术后感染和并发症。手术后可能发生感染或其他手术并发症。

（2）放疗后：① 放射性肺炎。放疗可能引起肺组织的炎症，导致放射性肺炎，表现为呼吸困难和咳嗽等。② 皮肤反应。如果是胸部放疗，可能导致皮肤反应，如红肿、脱皮和瘙痒。

（3）化疗后：① 恶心和呕吐。化疗药物可能引起恶心和呕吐。② 免疫系统削弱。化疗可能影响免疫系统，增加感染的风险。

（4）靶向治疗和免疫疗法治疗后：① 免疫性副作用。免疫疗法可能引发免疫系统过度激活，导致免疫性副作用，如免疫性炎症或器官炎症。② 特定靶向治疗的副作用。不同的靶向治疗药物可能导致特定的副作用，例如高血压、皮疹等。

（5）整体身体状况：① 疲劳。癌症治疗后可能会导致长期的疲劳感。② 体重变化。化疗、放疗或手术后，患者可能经历体重的变化。③ 心理和情绪问题。癌症治疗可能对患者的心理产生影响，引发焦虑、抑郁等。

肺癌治疗后的后遗症因人而异，一些人可能经历较轻的后遗症，而另一些人可能面临更复杂的挑战。对此，患者应与医疗团队密切合作，以便及时识别和处理任何可能的后遗症。康复治疗和支持性护理可能有助于患者适应治疗后的生活。

1.3.9　肺癌患者需要哪些心理疏导？

肺癌患者在诊断、治疗和康复过程中可能经历各种情绪和心理的挑战，因此心理疏导对于提高患者的心理健康水平和生活质量非常重要。以下是一些肺癌患者可能需要的心理疏导方面的支持：

（1）面对诊断和治疗的情绪支持。诊断为肺癌可能对患者造成巨大的冲击，使其感到恐惧、焦虑和沮丧，心理疏导能够帮助患者正确理解和处理这些情绪。

（2）治疗决策。患者可能需要心理疏导来帮助他们理解不同治疗选项的利弊，以便做出更为明智的治疗决策。

（3）恢复期心理支持。在手术、化疗、放疗等治疗期间，患者可能面临身体和情绪上的挑战，心理疏导可以帮助患者应对治疗副作用和调整身体状况。

（4）康复和生活质量的心理支持。① 康复心理支持。在治疗结束后，患者可能需要适应新的生活方式和身体状况，康复心理支持有助于提高患者的生活质量。② 身体形象问题。肺癌治疗可能对患者的身体形象造成影响，比如头发脱落、体重变化等，心理疏导可以帮助患者正确面对这些身体形象问题。

（5）家庭和社交关系的心理支持。① 家庭支持。肺癌不仅影响患者自身，也对患者的家庭和亲密关系产生影响，心理疏导可以帮助患者和家庭成员共同应对挑战。② 社交支持。患者可能由于身体状况或情绪问题而感到被孤立，心理疏导可以提供社交支持，鼓励患者保持社交联系。

（6）术后焦虑和抑郁的心理支持。如果患者接受了手术治疗，可能会面临手术后的心理压力，心理疏导有助于缓解手术后患者可能产生的焦虑和抑郁状态。

1.3.10　家庭以及社会对肺癌患者可以提供哪些帮助？

家庭和社会的支持对肺癌患者的康复和生活质量的提升至关重要。以下是家庭和社会可以提供的帮助：

（1）家庭支持：① 情感支持。提供患者温暖的家庭环境，提高他们的情绪抗压能力，表达关切和理解让患者感到被爱和支持。② 陪伴与倾听。花更多的时间陪伴患者，倾听他们的感受和需求，分享生活中的喜悦和困扰。③ 协助日常生活。在治疗期间，患者可能需要更多的协助，如购物、烹饪、清理等，家庭成员可以共同分担这些责任。④ 保持健康生活方式。鼓励患者保持健康饮食、适度锻炼，协助他们管理药物和遵循医嘱。⑤ 帮助解决实际问题。协助患者解决治疗过程中可能出现的实际问题，如医疗费用、交通等。

（2）社会支持：① 参与支持团体。加入癌症患者或癌症康复支持团体，与其他患者分享经验和获取信息，减轻心理压力。② 提供专业心理援助。心理医生、社会工作者或心理咨询师可以提供专业的心理支持，帮助患者应对心理或情感问题。③ 提供信息。向患者提供关于肺癌的详细信息，让他们了解疾病、治疗选择以及应对策略。④ 提供灵活的工作或学习环境。公司和学校可以提供更加灵活的工作或学习安排，以满足患者治疗和康复的需求。⑤ 协助解决社会问题。协助患者处理可能涉及社会保障、工作和法律等方面的问题。

在家庭和社会的支持下，肺癌患者更有可能积极面对治疗过程，提高康复的成功率。这种支持也有助于缓解患者的身体和心理压力，提升生活质量。

1.4

肺癌的分型与分期

1.4.1　肺癌分为哪些类型？

根据肺癌组织的病理学特征和细胞学特征，可以将肺癌分为小细胞肺癌和非小细胞肺癌。

（1）小细胞肺癌的特征包括：① 小细胞肺癌的细胞通常较小，细胞形态比较均匀，细胞核大，呈圆形，胞浆相对较少；② 小细胞肺癌的细胞通常较少分化，即细胞没有明显的组织结构，呈现出高度的异质性；③ 小细胞肺癌的细胞生长速度通常较快，具有强烈的侵袭性。

（2）非小细胞肺癌的特征包括：① 具有多个亚型，如腺癌、鳞状细胞癌和大细胞癌等，它们在细胞学和组织学上有所不同；② 非小细胞肺癌的细胞通常较大，细胞形态和核形态较为异质，不同亚型之间存在差异；③ 非小细胞肺癌的细胞通常会形成具有一定组织结构的瘤体，例如腺癌呈现腺泡状结构；④ 相对于小细胞肺癌，非小细胞肺癌细胞的生长速度通常较慢。

肺癌也可以根据其在肺部的位置和分布方式分为两大主要类型，即中央型肺癌和周围型肺癌。

（1）中央型肺癌。这种类型的肺癌通常起源于大气管旁边的中央支气管，主要表现为鳞状细胞癌。小细胞肺癌也可以发生在中央支气管区域，其生长速度较快，通常具有更明显的侵袭性。

（2）周围型肺癌。这种类型的肺癌通常位于肺组织的外围，较少累及中央支气管。如腺癌，它是肺癌中最常见的亚型之一，通常起源于肺的肺泡、肺泡囊等。

1.4.2　判断肺癌类型的方法有哪些？

判断肺癌类型的方法包括病理学检查、影像学检查、分子生物学检查以及其他辅助检查。以下是一些常用的方法：

（1）病理学检查。如组织活检，即通过手术切除、经皮穿刺或纤维支气管镜等方式获得患者肺病理学标本，然后通过相应的检查来确定肺癌的类型。

（2）影像学检查。如：① X线检查，可以显示肺部的肿块、阴影或其他异常，但对于确定肺癌的具体类型帮助有限。② CT扫描，能够提供更为详细的图像，有助于评估肺癌的大小、形状和分布，对于判断肺癌类型较有帮助。③ PET-CT扫描，可以提供关于肺癌的代谢活动信息，对于分期和评估淋巴结转移情况有帮助。

（3）分子生物学检查。如：① 免疫组化，可通过检测肿瘤细胞中的特定蛋白质，帮助确定肺癌的亚型，如腺癌、鳞癌等。② 基因突变检测，即检测肿瘤细胞中的特定基因突变情况，可以确定一些特定亚型，同时也为靶向治疗提供信息。

（4）细胞学检查（细胞学刮片或细胞学活检）。检查从肿瘤区域获得的细胞样本，有助于判断肺癌的类型。

1.4.3 什么是小细胞肺癌？

小细胞肺癌是肺癌的一种主要类型，常为中央型，在所有肺癌病例中约占15%至20%。与非小细胞肺癌相比，小细胞肺癌细胞通常具有更快的生长速度和更高的侵袭性。以下是小细胞肺癌的一些主要特征：

（1）细胞特征：小细胞肺癌的细胞通常较小，细胞核呈圆形，胞浆相对较少，核质比例较高。这种细胞形态的均匀性是小细胞肺癌的特征之一。

（2）分化程度：小细胞肺癌的细胞通常较少分化，即缺乏明显的组织结构，呈现出高度的异质性。

（3）生长速度：小细胞肺癌的细胞生长速度非常快，因此在诊断时通常已经具有相当的肿瘤负担。

（4）早期转移：由于生长速度快，小细胞肺癌常常在早期就已经发生转移，通常蔓延到淋巴结或其他器官，因此大部分患者在确诊时已经处于晚期。

（5）吸烟关联性：小细胞肺癌与吸烟直接相关，绝大多数小细胞肺癌患者是烟草消费者。

（6）治疗响应：小细胞肺癌对放疗和化疗通常具有较好的初始反应，但由于其易发生广泛转移，常常在确诊时已经进入晚期，限制了手术治疗的实施，因此治疗策略主要是采用放疗和化疗。

1.4.4 什么是非小细胞肺癌？

非小细胞肺癌是一种起源于肺部组织的恶性肿瘤，是肺癌的主要类型之一。以下是对非小细胞肺癌的一些具体说明：

（1）亚型：其包括几个主要亚型，其中最常见的三个是腺癌、鳞癌和大细胞癌。腺癌起源于肺外囊，通常在外周肺组织发生，常见于非吸烟者，女性和年轻患者的比例较高。鳞癌起源于大气管上皮细胞，通常在中央肺区发生，与吸烟紧密相关。大细胞癌是它的一个罕见亚型，通常缺乏典型的细胞学特征。

（2）细胞特征：非小细胞肺癌的细胞通常较大，细胞形态和核形态较为异质，不同亚型之间存在差异。相对于小细胞肺癌，非小细胞肺癌的细胞形态较为规则。

（3）吸烟关联性：吸烟是非小细胞肺癌的主要危险因素，尤其是鳞癌与吸烟关联密切。

（4）生长速度：相对于小细胞癌，非小细胞肺癌的细胞生长速度通常较慢，且在早期可能局限于一个区域，这使得一些患者有机会接受手术治疗。

（5）治疗策略：治疗非小细胞肺癌的策略通常涉及手术、放疗、化疗和靶向治疗。治疗的选择会根据肿瘤的亚型、分期、患者的整体健康状况以及其他因素而定。

1.4.5 什么是肺部转移癌？

肺部转移癌是指癌细胞从原发灶（癌症起源的地方）扩散到肺部形成新的病灶的情况。这意味着癌细胞并不是在肺部形成的，而是从身体其他部位的原发灶经过血液或淋巴系统传播到肺部。肺部转移癌通常是其他部位的癌细胞的二次生长，原发灶可以是身体任何部位的癌症，如乳腺癌、结肠癌、前列腺癌、肾癌等。肺部转移癌的特点包括：

（1）多发性病灶。肺部转移癌通常在肺内形成多个病灶，而不是单一的肿块。这是因为癌细胞可能通过血液或淋巴系统同时到达多个部位。

（2）与原发癌症相关。肺部转移癌的类型通常与原发癌症的类型相同。例如，如果原发癌症是乳腺癌，那么肺部的转移病灶可能是乳腺癌的细胞。

（3）影响治疗选择。对于肺部转移癌的治疗，医生通常会考虑原发癌症的类型、病程、患者的整体健康状况等因素，治疗策略可能包括手术、放疗、化疗等，以控制或减缓病情的进展。

（4）影响预后。肺部转移癌的预后通常与原发癌症的预后有关，在制定治疗计划和预测预后时，医生会考虑患者整体的病情，包括原发癌症的控制状况和可能的治疗选项。

1.4.6　什么是 T 分期？

T（肿瘤）：T 指标用于描述原发肿瘤的大小和扩散程度。

Tx：原发肿瘤的大小和扩散程度无法评估。

T0：没有发现原发肿瘤。

Tis：原位癌，癌细胞只出现在上皮层内，而没有破坏基底膜或侵入其下的间质或真皮组织，没有发生浸润和远处转移。它是癌的最早期，也被称为"浸润前癌"，即肿瘤仅局限于发生部位。

T1、T2、T3、T4：描述原发肿瘤大小和/或扩散程度的具体等级，数字越大表示肿瘤越大和/或扩散越广。

1.4.7　什么是 N 分期？

N（淋巴结）：N 指标用于描述淋巴结的受累程度。

Nx：淋巴结的状态无法评估。

N0：没有发现受累的淋巴结。

N1、N2、N3：描述淋巴结受累的程度，数字越大表示受累淋巴结越多或扩散越广。

1.4.8　什么是 M 分期？

M（远处转移）：M 指标用于描述是否有远处器官的转移。

M0：没有远处转移。

M1：有远处转移。

1.4.9　肺癌为什么要先分期后治疗

肺癌需要先进行分期，然后再制定治疗计划，是因为分期有助于确定癌症的严重程度和扩散程度，从而为医生和患者提供指导，帮助选择最适合的治疗策略。分期是一个关键的步骤，对制定个体化、有效的治疗计划至关重要。以下是一些分期的优势：

（1）了解癌症的严重程度。分期有助于确定肺癌的严重程度，包括原发肿瘤的大小、是否侵犯周围组织、淋巴结受累情况以及是否存在远处器官的转移，这些信息有助于医生了解病情的全貌。

（2）指导治疗选择。不同分期的肺癌可能需要不同的治疗策略，例如，早期阶段的肺癌可能更容易通过手术切除，而晚期阶段的肺癌可能需要更全面的治疗，如放疗、化疗、靶向治疗等。分期信息有助于医生选择最合适的治疗方法。

（3）预测预后。分期可以提供关于患者预后（预测疾病进展和生存率）的信息，这有助于患者和医生更好地了解疾病的发展趋势，为患者提供更实际的期望和支持。

（4）评估手术可行性。对于一些早期阶段的肺癌，手术切除可能是一个有效的治疗选项，分期信息可以帮助医生评估手术的可行性，以及是否需要辅助治疗来提高手术的效果。

（5）优化治疗效果。个体化的治疗计划可以根据分期结果进行调整，以优化治疗效果，这有助于最大程度地减少癌症患者的负担，同时最小化治疗可能带来的副作用。

通过分期，医生能够更全面地了解肺癌的特征，为患者提供更精准的、个体化的治疗建议，以提高治疗的成功率和患者的生存率。因此，分期是一个非常重要的临床评估步骤。

1.5

肺癌的高危人群及筛查

1.5.1　哪些人更易患肺癌？

肺癌的发病风险受到多种因素的影响，其中一些因素会增加患肺癌的可能性。以下是一些与增加肺癌风险相关的因素：

（1）吸烟。吸烟是导致肺癌最主要的危险因素之一。

（2）二手烟。暴露于他人吸烟产生的二手烟中也会增加患肺癌的风险。

（3）职业暴露。暴露于一些致癌物质，如石棉、镍、铬、放射性气体等，可能增加患肺癌的风险。

（4）空气污染。长期居住或工作在空气高度污染的地区，吸入大量空气污染物，也可能增加患肺癌的风险。

（5）遗传因素。有家族史的人可能更容易患肺癌，这可能涉及基因的遗传与变异。

（6）慢性肺病。患有慢性肺病，如慢性阻塞性肺疾病等，也可能增加患肺癌的风险。

（7）放射线暴露。长期暴露于放射线环境中，如放射治疗或放射性污染区域，可能增加患肺癌的风险。

（8）某些病毒感染。某些病毒，如人类乳头瘤病毒（HPV）等，也与肺癌的发病有关。

请注意，这些因素可能相互作用，增加患肺癌的整体风险。最佳的预防方式是避免吸烟，保持健康的生活方式，定期进行健康检查，尽早发现潜在的问题。如果有家族史或其他高风险因素，定期体检和咨询医生也是重要的预防措施。

1.5.2 肺癌筛查有必要吗？

肺癌筛查的必要性在不同个体和不同风险群体之间有所差异。目前主要的肺癌筛查方法是低剂量CT（低剂量螺旋CT）扫描，该方法可以在早期发现肺癌的征兆。然而，是否进行筛查需要综合考虑一系列因素，包括个体的健康状况、患病风险、年龄、吸烟史以及其他潜在的危险因素。一些专业组织提供了关于肺癌筛查的指南，通常建议对于符合一定条件的高风险人群进行筛查。这些条件可能包括：

（1）吸烟史。长期吸烟者，特别是有一定吸烟量的人，患肺癌的风险较高。

（2）年龄。指南可能建议特定年龄段的人进行筛查，因为肺癌的风险随着年龄的增长而增加。

（3）家族史。如果家族中有肺癌病例，个体的患病风险可能会增加。

（4）职业暴露。长期暴露于某些致癌物质的职业群体可能需要进行筛查。

（5）其他因素。慢性肺病、放射线暴露等因素也可能影响筛查的决定。

需要强调的是，筛查并非对所有人都是必要的，因为筛查本身可能带来一些问题，如假阳性结果、过度治疗等。在决定是否进行肺癌筛查时，个体应该与医疗专业人员进行详细咨询，共同制定最适合自己状况的策略。

1.5.3 肺癌筛查如何进行？

肺癌筛查通常使用低剂量CT（低剂量螺旋CT）扫描来检测早期的肺癌征兆。以下是一般的肺癌筛查程序：

（1）资格评估。在决定进行肺癌筛查之前，医疗专业人员通常会对患者的吸烟史、家族史、职业暴露等进行评估，以确定其是否符合进行筛查的条件。

（2）医生咨询。在进行筛查之前，患者通常会与医生进行详细咨询，讨论患者的健康状况、患病风险以及筛查的可能风险和益处。

（3）低剂量CT扫描。如果患者符合筛查标准并决定进行筛查，接下来会进行低剂量CT扫描。这是一种类似于常规CT扫描的影像检查，但使用较低的辐射剂量，以减少辐射暴露。

（4）结果评估。CT扫描的结果将由专业医生进行评估，如果发现异常区域，可能需要进一步的检查或测试，包括由经验丰富的放射科医生再次评估、痰液细胞学检查或活检等随访，根据筛查结果，医生会与患者进一步讨论，并确定是否需要进一步的随访、检查或治疗。

需要注意的是，肺癌筛查并非对所有人都适用，而且可能伴随着一些问题，如假阳性结果、过度治疗等。因此，在决定进行筛查时，患者应该与医疗专业人员进行充分讨论，了解潜在的风险和益处，并共同制定适合个体状况的决策。

1.6

肺癌的早期表现

1.6.1 肺癌有哪些症状和表现？

肺癌的症状和表现可以因个体差异和病情不同而有所不同。一些常见的肺癌症状包括：

（1）咳嗽。持续或变得更加严重的咳嗽是肺癌常见的症状之一。有时咳嗽还可能伴随有血痰。

（2）呼吸困难。肺癌可能导致气管或肺部阻塞，引起呼吸困难或气促。

（3）胸痛。胸部疼痛或不适可能是肺癌的症状之一。这可能是由于肿瘤压迫胸膜、侵犯胸壁或引起肺部炎症等。

（4）声音变化。如果肿瘤影响了喉咙或声带，可能导致声音的变化，例如声音

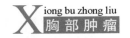

嘶哑。

（5）体重减轻。患者可能出现不明原因的体重减轻，这可能是由于食欲减退、代谢变化或其他因素引起的。

（6）疲劳感。患者可能感到极度疲劳或虚弱，这可能是由于身体对癌症的反应和能量消耗增加引起的。

（7）反复呼吸道感染。肺癌可能导致免疫系统受损，使患者更容易患上呼吸道感染。

（8）指尖或指甲床发生变化。指尖或指甲床可能出现扩张、增生。

请注意，这些症状并非肺癌的专属症状，许多其他疾病也可能引起类似的症状。如果出现这些症状，特别是持续时间较长或逐渐加重的症状，建议尽早咨询医生进行评估和诊断。早期发现肺癌有助于更有效地进行治疗。

1.6.2　出现哪些症状应高度警惕肺癌可能？

虽然许多肺癌症状也可能与其他疾病有关，但以下症状出现时，可能需要高度警惕肺癌存在的可能性，特别是在高风险群体中。

（1）咳嗽和咳痰。持续时间较长、变得更加严重或伴有血痰的咳嗽可能是肺癌的症状。

（2）呼吸困难。感到呼吸急促或困难，尤其是在平时不活动或轻微活动时。

（3）胸痛。持续或变得更加严重的胸痛，尤其是在呼吸或咳嗽时。

（4）体重减轻。没有明显原因的体重减轻，尤其是在短时间内发生的。

（5）喉咙疼痛或声音变化。变声、嘶哑或喉咙疼痛可能与肺癌有关。

（6）持续性疲劳。感到异常疲劳，且无法通过休息或睡眠缓解。

（7）指尖或指甲床发生变化。指尖或指甲床可能出现扩张、增生。

（8）反复呼吸道感染。反复发生呼吸道感染，尤其是对治疗反应差。

（9）肺部炎症。持续的肺部炎症，特别是反复出现或抗生素治疗不起作用的情况。

（10）淋巴结肿大。颈部或锁骨下出现不明原因的淋巴结肿大。

这些症状并非肺癌的专属症状，也可能与其他疾病有关。然而，在出现这些症状时，尤其是在有明显的危险因素（如长期吸烟）的情况下，应及早咨询医生进行进一步的评估和诊断。早期发现肺癌有助于更好地应对疾病。

1.6.3 为什么肺癌患者会出现声音嘶哑、眼睑下垂、颜面部水肿等肺外症状？

肺癌患者出现声音嘶哑、眼睑下垂、颜面部水肿等肺外症状的原因通常与神经肌肉系统的受累有关。以下是可能导致这些症状的一些机制：

（1）肺癌压迫神经结构。肺癌可能在生长的过程中压迫或侵犯邻近的神经结构，如喉返神经或喉返支配的肌肉，这可能导致声带不正常地活动从而引起声音嘶哑。

（2）上腔静脉综合征。当肺癌位于上腔静脉的附近并压迫该血管时，可能导致上腔静脉综合征，这会阻碍血液回流，导致颜面部水肿、眼睑下垂等症状。

（3）喉返神经受累。喉返神经受到压迫或侵犯可能导致喉返神经麻痹，进而影响声带的正常功能，导致声音嘶哑。

（4）神经肌肉接头的问题。肺癌有时也可能影响神经肌肉接头，导致肌无力，进而引起眼睑下垂等症状。这些症状往往是晚期肺癌的表现，表示肿瘤已经对周围组织产生了明显的影响。

需要强调的是，不同的个体和不同的肺癌类型可能表现出不同的症状，而这些症状也可能与其他疾病有关。如果出现这些症状，尤其是在已知有肺癌的情况下，建议及早就医，以便进行全面的评估和诊断。

1.7
肺癌的早期诊断

1.7.1 肺癌诊断方法有哪些？

肺癌的诊断方法主要包括影像学检查、病理学检查及血清学检测，通常肺癌的诊断需要结合影像学和病理学检查。虽然肺癌血清肿瘤标志物的灵敏度和特异度不高，但其升高有时可早于临床症状的出现。因此，检测肺癌相关的肿瘤标志物，有助于辅助诊断。肺癌的医学影像学检查方法主要包括 CT、核素显像、MRI、超声、PETCT等方法。细胞学或组织学检查技术主要包括痰液细胞学检查、胸腔穿刺术、浅表淋巴结和皮下转移病灶活组织检查、经胸壁肺穿刺术、支气管镜检查、经支气管镜针吸活检术和超声支气管镜引导下经支气管针吸活检术、纵隔镜检查、胸腔镜检查等。

1.7.2　肺癌筛查方法有哪些?

目前全球发布的肺癌筛查指南均推荐采用低剂量螺旋 CT 扫描进行肺癌筛查。《中华医学会肺癌临床诊疗指南(2023 版)》推荐肺癌筛查的起始年龄为 45 岁,以低剂量 CT 扫描为 1 类推荐证据,其他技术为 3 类证据;对于可疑的气道病变,建议采用支气管镜进一步检查;重度吸烟的患者,可行荧光支气管镜检查。通过外周血循环肿瘤细胞、外泌体、自身抗体、肿瘤游离 DNA、微小 RNA 等手段进行肺癌筛查的方法仍在探索中,辅助检测手段和低剂量 CT 扫描筛查的联合应用可在一定程度上提高筛查的效果。

1.7.3　肺部肿块是越大越危险吗?

这种说法并不准确。对于肺部恶性肿瘤而言,肿瘤的大小与其分期有关,这种情况下大小与危险性存在比例关系,但并不是说肺部肿块越大越危险。肺部肿块的危险程度主要是与肿块本身的病理类型、临床分期及其与周围脏器的关系等有关。

1.7.4　肺癌的检查会对身体造成伤害吗?

肺癌检查中的胸腔穿刺、经气管镜活检等属于有创检查,存在相应的风险,但是,通过正确规范的操作,能够有效降低并发症和后遗症的发病概率。此外,很多患者担心影像学检查中的 X 线检查、CT 检查等对人体造成电离辐射。据相关统计研究,一次胸部 CT 检查患者所接收到的辐射剂量为 8 mSv 左右,而放射工作人员每年放射剂量不能超过 50 mSv,连续 5 年内每年接受的平均辐射剂量的上限是 20 mSv。也就是说只要接受的总辐射量控制在安全数值内,CT 检查就是安全的。对于诊断疾病来说,只要患者不是频繁地使用 CT 检查或者以大剂量进行照射,偶尔做一次 CT 检查是安全的。总的来说,医生会根据患者的实际情况选择合适的肺癌检查方式,并对于各种突发状况予以及时处理,检查是较为安全的。

1.7.5　做了肺部 CT 检查还需要做纤维支气管镜检查吗？

肺部 CT 检查能够揭示肺部病变的大小、位置和性质（如实性或空洞性），但不能提供生物组织样本；而纤维支气管镜检查不仅可以直接观察到气道的内部情况，还能进行活检，即取一小块组织进行病理学检查。对活检组织进行病理分析的结果是明确诊断的依据，也是检查的"金标准"；同时，对于活检组织的基因检测亦能够为患者治疗方案的制定提供依据。

1.7.6　肺癌患者为什么要做颈部彩超检查？

肺癌患者需要进行颈部彩超检查的原因通常与肺癌的分期和转移有关。对于肺癌患者来说，了解癌症是否已经扩散至身体其他部位（如颈部淋巴结）对于确定病情的阶段和制定治疗计划非常重要。颈部彩超能够检测颈部淋巴结是否异常增大以及有无其他改变，有助于及时发现肺癌转移的迹象，还可以帮助肺癌患者发现颈部其他病变或血管异常等并发症。颈部彩超是肺癌患者全面评估和治疗规划中的一个重要部分，有助于医生更全面地了解病情，从而制定更适合的治疗方案。是否进行这项检查应由患者的主治医师根据实际情况评估决定。

1.7.7　什么是 PET-CT？肺癌患者为什么要做 PET-CT？

PET-CT 即正电子发射断层成像，是正电子发射计算机断层扫描（PET）和 X 线计算机断层扫描（CT）组合而成的多模式成像系统。检查前，需要向患者体内注射微量的放射性探针，通常为 18F-FDG（葡萄糖类似物）。由于肿瘤细胞的代谢活性强，而葡萄糖是细胞能量的主要来源，因此，恶性肿瘤摄取的葡萄糖远高于正常组织。将以放射性核素标记的葡萄糖作为显像剂注入人体后，肿瘤组织中放射性相对正常组织更高，从而在图像中显示出明显的亮区。这种技术可以一次扫遍全身，便于了解癌症向全身各处的转移情况，有助于诊断、分期、手术评估、对于需要放疗的患者（尤其合并肺不张或有静脉 CT 造影禁忌证时）进行放疗靶区勾画、疗效和预后评估，因此肺癌患者要做 PET-CT 检查。

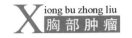

1.7.8　肺癌相关肿瘤标志物有哪些？异常就一定是肺癌吗？

根据我国临床指南，目前推荐常用的原发性肺癌标志物有癌胚抗原、神经元特异性烯醇化酶、鳞状上皮细胞癌抗原等。肿瘤标志物是体内可能与癌症相关的物质，它们在癌症患者体内的水平可能会升高，但它们并不是专门用于癌症诊断的。许多肿瘤标志物并不是特异性的，这意味着它们在非癌症状况下也可能升高，炎症、感染、肝病、肺疾病以及吸烟等都可能导致某些肺癌标志物的升高。肿瘤标志物主要用于辅助诊断、监测已确诊癌症患者的治疗反应和追踪病情进展，以及早期发现复发。诊断肺癌通常需要结合影像学、病理学检查和病史等。

1.7.9　肺部结节（肿块）穿刺活检是什么？

肺部结节（肿块）穿刺活检是通过细针/粗针穿刺获取肺部结节（肿块）的小样本组织进行病理学检查，以明确结节性质。通常使用 CT 扫描或超声引导以确保针准确地到达结节，在局部麻醉下通过皮肤和胸壁将针插入肺部的结节中，取得组织。细针穿刺可获取少量的细胞以及细胞簇，而非组织。其优势是诊断速度较快；缺点是可能会漏掉有问题的细胞，导致假阴性结果，除此之外，取样的细胞较少，可能会使病理医生无法做出明确的诊断。粗针穿刺则是组织病理学诊断，穿刺得到的组织标本被送至病理科进行一系列的样本处理过程，诊断速度相对慢一些。

1.7.10　肺部结节（肿块）穿刺细胞学检查结果阴性一定不是肺癌吗？

由于穿刺获取的样本量十分有限，尤其是细针穿刺，取样部分可能会遗漏有问题的细胞，造成假阴性的结果；有些情况下，由于取样量太少，细胞数少，也可能会导致病理医生无法做出明确的诊断。因此，穿刺细胞学检查结果阴性并不能百分之百排除肺癌。

1.7.11　支气管镜下活检会造成肺癌转移吗？

支气管镜下活检不会造成肺癌的转移和扩散。在支气管镜操作过程中，气管镜钳取肿瘤组织后，都在气道内运行，不会经过患者的软组织，因此不会造成肿瘤细胞种殖，也就不会引起肺癌的转移和扩散。

1.7.12　确诊肺癌后还需要进行什么检查？

首先要通过穿刺活检明确肺癌的病理分型，还需明确肺癌的分期；通过脑部核磁共振、骨扫描、胸腹部增强 CT 或 PET-CT 等检查肿瘤的大小、位置，并判断是否有远处转移；通过基因检测了解是否有靶向治疗的机会等。以上检查能够提供更多针对不同患者肺癌病情的有效信息，为治疗方案的选择提供有效帮助。

1.7.13　哪些肺癌患者应该做基因检测？

（1）非小细胞肺癌患者。非小细胞肺癌患者特别受益于基因检测，因为某些基因突变可能对靶向治疗有响应。

（2）无吸烟史的患者。不吸烟的肺癌患者更有可能携带可治疗的基因突变。

（3）晚期肺癌患者。对于晚期或转移性肺癌患者，基因检测有助于指导靶向治疗或免疫治疗。

（4）既往标准治疗无效的患者。如果患者对传统化疗或放疗无反应，基因检测可能揭示新的治疗选择。

（5）有家族肺癌史的患者。家族中有其他肺癌病例的患者可能因遗传因素而增加携带某些突变的风险。

1.7.14　肺部肿块做穿刺活检结果为阴性怎么办？

肺部肿块做穿刺活检结果为阴性时，意味着在取得的组织样本中没有发现恶性细胞。但这并不总是意味着肿块是良性的，因为可能存在假阴性的情况，即肿瘤细胞可能未被采集到或检测未能准确识别。在这种情况下，可能需要复查和再评估，即重新评估穿刺活检的结果，结合患者的临床症状、病史和风险因素进行综合评估，确保样本采集和分析过程中没有错误。如果初次活检结果不确定，可能需要进行第二次活检，尤其是当临床怀疑很高时。如果初次活检采用的是经皮肺穿刺活检，可以考虑使用不同的活检方法，如支气管镜下活检或者外科手术活检，以提高检出率。可以通过定期的 CT 扫描或其他影像学方法监测肿块的变化，如大小、形态或增长速度。在复杂或不明确的情况下，还可以寻求肿瘤科、胸外科或病理科等相关领域专家的会诊意见。除了恶性肿瘤，还需考虑其他可能性，如感染性病变、炎症性病变等。

1.8

肺癌的治疗

1.8.1 肺癌主要治疗方式是什么?

根治性外科手术切除术适用于疾病早期;对于拒绝手术或情况不宜手术的患者,可以依据情况选择放疗、化疗;基因检测有特定突变基因的患者可以进行靶向治疗。近几年随着肿瘤免疫治疗的迅猛发展,肺癌的免疫治疗也逐渐出现在人们的视野中。

1.8.2 不同类型的肺癌具体治疗方式有什么不同吗?

不同类型的肺癌具有不同的疾病发展特点,因此治疗方式也有所不同。肺癌可以分为非小细胞肺癌和小细胞肺癌两大类,其中非小细胞肺癌更为常见。根据《中华医学会肺癌临床诊疗指南》,外科手术根治性切除是Ⅰ、Ⅱ期非小细胞肺癌的推荐优选局部治疗方式。Ⅲ期非小细胞肺癌是一类异质性明显的肿瘤。根据国际肺癌研究学会制定的第八版国际肺癌 TNM 分期,Ⅲ期非小细胞肺癌分为ⅢA 期、ⅢB 期、ⅢC 期。ⅢC 期和绝大部分ⅢB 期归类为不可切除的Ⅲ期非小细胞肺癌,治疗以根治性同步放化疗为主要治疗模式(1 类推荐证据)。ⅢA 期和少部分ⅢB 期非小细胞肺癌的治疗模式分为不可切除和可切除。对于不可切除者,治疗以根治性同步放化疗为主;对于可切除者,治疗模式为以外科手术为主的综合治疗(2A 类推荐证据)。Ⅳ期非小细胞肺癌患者的全身治疗建议在明确患者手术病理类型(鳞或非鳞)和驱动基因突变状态并进行美国东部肿瘤协作组功能状态评分的基础上,选择适合患者的全身治疗方案。而小细胞肺癌以其传播迅速而闻名,通常在确诊病情时患者已出现远处转移。对于局限期的小细胞肺癌,放化疗综合治疗已是其标准治疗,同时建议在胸内病灶缓解后进行预防性脑照射。此外,非小细胞肺癌又分为肺腺癌、肺鳞癌以及大细胞癌,其中肺腺癌是目前靶向药物最多的癌种,较为常见的突变基因有 EGFR、ALK、HER2、KRAS 等;肺鳞癌的突变基因的研究则尚未完全成熟,临床中能够采用的靶向治疗相当有限;大细胞癌目前没有特别有效的靶向药物。

表 1　美国东部肿瘤协作组功能状态评分

0 分	活动能力完全正常，与起病前活动能力无任何差异
1 分	能自由走动及从事轻体力活动，包括一般家务或办公室工作，但不能从事较重的体力活动
2 分	能自由走动，生活能自理，但已丧失工作能力，日间不少于一半时间可以起床活动
3 分	生活仅能部分自理，日间一半以上时间卧床或坐轮椅
4 分	卧床不起，生活不能自理
5 分	死亡

1.8.3　肺癌患者发热怎么办?

可以予患者对症的退热药物处理，缓解患者的不适症状，此外还应明确发热原因。可能原因有:

(1) 感染。肿块阻塞支气管，导致患者的痰液不能顺畅咳出，由于痰液长期聚集，而患者又处于肿瘤消耗、免疫功能低下的状态，易出现肺部感染而引起发热。此时除了使用退热药外，也应使用抗菌素缓解炎症。

(2) 癌性发热。癌症患者体质虚弱，肿瘤细胞所释放出的致热原入脑，影响体温调节中枢，可以导致癌性发热。如果患者并无感染，同样出现持续性高热，可以在给予患者退热药物的同时给予冰袋，或是温水擦浴等进行物理降温，保证患者体温平稳。

1.8.4　肺癌患者为什么会有胸水，要怎么处理?

病理性的因素打破了胸膜腔中液体生成与吸收的动态平衡，导致肺癌患者出现胸水。可能原因如下:

(1) 当癌细胞转移到胸膜，胸膜上毛细血管壁细胞间空隙增大，血管通透性增加，血管内的水分不断渗出到胸膜腔，还包括一些蛋白质和红细胞等大分子物质。

(2) 发生局部淋巴道转移，导致淋巴回流受阻，使得部分淋巴液进入胸膜腔。

(3) 由于肺癌患者长期处于高消耗状态，常有营养不良，引起低蛋白血症，导致血浆胶体渗透压降低，血管内的水也会渗到胸腔，导致胸腔积液的产生。

(4) 肺癌患者合并有心功能不全，液体回流受阻，导致胸腔积液的产生。

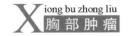

1.8.5　肺癌手术治疗的目的是什么？

手术治疗是早期非小细胞肺癌推荐的首选局部治疗方式，目的是彻底切除肺部肿瘤部位和对应局部及组织，尽可能保留健康的肺组织。其针对肺内局部的肿瘤治疗效果明显，能够有效提升早、中期肺癌的预后质量。

1.8.6　所有肺癌都需要手术治疗吗？

不是所有的肺癌都需要手术治疗。肺癌的治疗取决于多种因素，包括癌症的类型、阶段、患者的整体健康状况以及癌症的具体位置。治疗方法可能包括手术、放射治疗、化学治疗、靶向治疗、免疫治疗，以及这些方法的组合。在早期阶段，手术可能是治疗非小细胞肺癌的首选方法，特别是在癌症尚未扩散到身体其他部位的时候。然而，在更晚期的肺癌或者如果患者健康状况不适合进行手术的情况下，医生更可能会考虑其他治疗方法。

1.8.7　什么样的肺癌患者适合手术治疗？

手术治疗主要用于早期的非小细胞肺癌。如果肿瘤局限在肺部，并且没有扩散到远处的器官，手术可能是最佳选择。肺癌外科手术的手术绝对适应证是 T1～3N0～1M0 期的病变；肺癌的相对适应证也即目前为多数人接受的手术适应证是部分 T4N0～1M0 期的病变；肺癌争议比较大的手术适应证是 T1～3N2M0 期的病变；肺癌探索性手术适应证包括部分孤立性转移的 T1～3N0～1M1 期的病变。当然，这仅仅是单独从肺癌角度考虑，而事实上，还要考虑患者合并症，以及整体健康状况的多学科评估结果，判断是否存在手术禁忌证。

1.8.8　胸腔镜与开胸手术治疗肺癌，如何选择？

如果肿瘤较小且位于肺部容易接近的位置，胸腔镜手术通常是首选；对于较大、位于靠近肺中心或周围有重要结构（如大血管或气管）的肿瘤，开胸手术可能更合适。早期非小细胞肺癌通常可以通过胸腔镜手术治疗；而对于更晚期或复杂的病例，开胸手术可能提供更好的视野和操作空间。胸腔镜手术通常创伤较小，恢复更快，适合身体状况较差或有其他基础疾病的患者；对于身体状况良好的患者，可以考虑开胸手术，尤其是在肿瘤较大或位置复杂的情况下。治疗方式的选择应考虑到患者的个人偏好、对风险的接受度和对生活质量的期望。

1.8.9　肺癌手术治疗后还会复发吗？

有复发的可能性。早期肺癌的复发风险较低，但随着肺癌阶段的提高，复发的风险也会增加。某些肿瘤的生物标志物（如基因突变）可能会增加复发的风险，因此手术后应进行定期的随访检查，依据情况选择是否术后放、化疗。患者维持健康的生活方式，可能有助于降低复发率。

1.8.10　肺癌术后复发的患者还能再次接受手术治疗吗？

如果复发是局部的（即仅在肺部或附近区域），并且肿瘤的位置允许进行手术，再次手术可能是一个合适的选项。然而，如果肺癌已经远处转移（如转移到骨骼、大脑或肝脏），手术可能不再是首选治疗方式，需要评估患者的整体健康状况，以判断患者能否再次承受手术。

1.8.11　肺癌患者术后有哪些注意事项？

（1）休息和活动。术后需要适当休息，但同时也要进行适度活动，如缓步走动，以促进血液循环，预防血栓。

（2）呼吸练习。进行呼吸练习和肺部康复练习可以帮助恢复肺功能，预防肺部并发症。

（3）伤口护理。妥善处理手术切口，保持干净，遵循医生的指导进行伤口护理，防止感染。

（4）补充营养。保持均衡饮食，摄入充足的蛋白质、维生素和矿物质，以支持身体的恢复。

（5）定期随访。定期进行医学随访，包括肺功能测试和影像学检查，以监测恢复情况和及早发现复发迹象。

（6）情绪支持。术后可能会经历焦虑或抑郁，与家人、朋友或支持团体交流，获取心理支持是很重要的。

（7）感染防护。在恢复期间尽量避免接触感冒或其他感染病人，保持良好的个人卫生，防止感染。

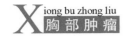

1.8.12 肺癌手术以后出现胸壁麻木、疼痛怎么办？

这通常是由于手术过程中对胸壁神经的损伤或压迫所致。可以通过康复锻炼进行特定的运动，如伸展练习，帮助减轻疼痛和改善胸壁的功能。如果有比较严重的疼痛症状可以使用止痛药对症治疗。

1.8.13 肺癌都需要进行放、化疗吗？

并非如此。早期肺癌患者在进行手术治疗后，如果切缘阴性且诊断为肺癌ⅠA期或ⅠB期，经多学科评估后可以仅随访，不使用辅助治疗。临床上需要医生根据患者的个体情况、癌症的类型和分期去进行是否需要放、化疗的评估以及方案的选择。

1.8.14 手术后为什么要做放疗和（或）化疗？

手术可能无法移除所有癌细胞，特别是微小的、肉眼无法观察到的癌细胞。放疗和化疗旨在消灭这些可能残留的癌细胞，以降低复发的风险。对于一些高风险的肺癌患者，如那些有淋巴结受累的患者，手术后进行放疗可以帮助控制局部疾病，防止癌症在原发部位复发。某些类型的肺癌可能对放疗或化疗更为敏感，因此在手术后使用这些治疗方法可能更有效。肺癌的治疗计划是个体化的，医生会根据患者的具体情况（如癌症的类型、阶段、患者的整体健康状况）来决定是否需要进行放疗和（或）化疗。

1.8.15 什么是新辅助放化疗和辅助放化疗？

新辅助放化疗是指手术前进行的放化疗，主要目的为缩小肿块、杀灭转移细胞，以保证后续手术顺利开展。局部晚期非小细胞肺癌患者由于肿瘤负荷较重，单纯手术治疗难度较大，经过新辅助放化疗后可缩小瘤体，使更多不能手术切除的肿瘤变为可切除。而辅助放化疗则是在肺癌患者手术后进行，可以减少局部复发或远处转移，改善预后。其中，辅助化疗是指在手术治疗后，使用化疗药物，尽可能消灭残存的微小转移病灶，减少肿瘤复发和转移的机会，从而提高治愈率。

1.8.16 什么是根治性放疗？什么是姑息性放疗？它们有何联系？

根治性放疗指应用肿瘤致死量的射线，全部消灭恶性肿瘤的原发和转移病灶，主要适用于对放射线敏感或中度敏感的肿瘤。对于早期肿瘤，单纯使用放疗即可达到治愈。

晚期姑息性放疗，主要目的不是达到治愈，而是提高患者生存质量，延长患者生命。如肿瘤晚期的骨转移、脑转移，通过放疗可以减轻患者癌痛，缓解颅高压症状，使患者获得更长的生存期。

放射治疗对于早期肿瘤和晚期肿瘤的治疗目的不同，而且方式、剂量略有不同。前者追求最大限度达到治愈，长期生存；后者则是为了保证患者的生活质量，延长其生存期。

1.8.17 肺癌化疗后要注意些什么？

（1）少吃多餐，高蛋白饮食，注意营养均衡。

（2）充分的休息，适当下床活动，如慢走等。

（3）每周复查血常规，如患者白细胞、血小板值低，需要给予升白细胞、血小板的治疗。

（4）化疗会削弱免疫系统功能，增加感染风险，因此患者应避免接触生病的人群，保持个人卫生，定期洗手，保持居住环境的清洁。

（5）化疗可能带来诸如恶心、呕吐、脱发、疲劳等副作用，可能需要根据患者具体表现使用对症治疗药物。

1.8.18 什么是靶向治疗？

靶向治疗是一种以干扰癌变或肿瘤增生所需的特定分子来阻止癌细胞增长的药物疗法，如有些靶向药物可能针对肿瘤细胞表面的特定受体，或者可以阻断肿瘤内部的信号传导途径，而不是像传统的化疗那样干扰所有持续分裂的细胞。靶向治疗是一种个体化的治疗方法，其效果因人而异，治疗方案须根据患者的具体情况和肿瘤的分子特征来定制。

1.8.19 不做基因检测，能做靶向治疗吗？

靶向治疗高度依赖于识别癌细胞中的特定基因突变，因此基因检测至关重要，它有助于选择出最有效的靶向药物。没有这种测试，可能导致治疗效果不佳。它还对预测肿瘤对某些药物的反应和潜在的抗药性至关重要。

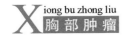

1.8.20 哪些肺癌患者可以进行分子靶向治疗?

分子靶向治疗对于具有特定基因改变的非小细胞肺癌患者特别有效。这种疗法旨在针对带有这些特定突变的癌细胞,同时保护正常细胞,从而减少副作用并提高治疗效果。

1.8.21 靶向治疗会耐药吗?

是的,在长期靶向治疗中药物耐受性是一个常见的挑战。癌细胞可以适应药物并发展出抗药性,使治疗随时间变得不那么有效。这种耐药性可能是由于癌细胞中的额外突变,或通过药物不影响的替代信号路径而产生的。

1.8.22 什么是免疫治疗?

免疫治疗是一种癌症治疗方法,它依靠增强身体的自然防御力来对抗癌症,主要是使用身体制造或在实验室中制造的物质来改善或恢复免疫系统功能。与直接针对癌细胞的化疗不同,免疫治疗通过赋予免疫系统识别和对抗癌细胞的能力来起作用。

1.8.23 肺癌化疗、靶向治疗、免疫治疗怎么选择?

治疗方法的选择取决于多种因素,包括肺癌的类型和阶段、患者的整体健康状况以及特定基因标记的存在。化疗通常适用于各种类型的肺癌,而根据特定基因突变或生物标志物的存在可以选择相应的靶向治疗和免疫治疗。

1.8.24 肺癌化疗、靶向治疗、免疫治疗需要搭配使用吗?

在某些情况下,搭配使用这些治疗方法可能是有益的,因为它们可能共同作用,以更有效的攻击癌症。然而,是否使用组合治疗取决于个人的具体情况,包括癌症的类型和阶段、以前的治疗和整体健康状况。

1.8.25 晚期无法手术的肺癌如何治疗?

(1)化学治疗。化疗是晚期肺癌治疗的核心,通过使用药物来阻断癌细胞的生长和扩散。化疗不仅可以作为单一治疗方案,也可与其他疗法(如靶向治疗)结合应用,以提高治疗效果。然而，化疗可能带来一系列副作用，如恶心、脱发等，需要在医师指导下进行。

（2）放射治疗。放疗利用高能量放射线对准肿瘤细胞，旨在摧毁癌细胞的 DNA，阻止其生长和分裂。这种方法尤其适用于针对特定区域的治疗，能够最大限度地减少对周围健康组织的损伤。放疗也常与化疗结合使用，以增强治疗效果。

（3）靶向治疗。靶向治疗通过精准攻击肿瘤细胞的特定分子，阻断其生长和扩散的途径。这种方法的优势在于针对性强，副作用相对较小。但是，肿瘤细胞可能会对这些药物产生耐药性，因此需要定期进行基因检测，以监测病情变化并调整治疗方案。

（4）中医治疗。中医治疗通过整体调理和对症疗法来辅助肺癌患者的康复。虽然缺乏直接针对肺癌的循证医学证据，但中医药可以通过改善体质、调节免疫功能和缓解化疗等治疗的副作用来提高患者的生活质量。

（5）食疗支持方法。针对肺癌患者在治疗期间常见的营养不良问题，食疗旨在提供充足且平衡的营养，帮助患者维持身体状态，抵抗疾病。采用要素饮食，即精心制备的含有所有必需营养素的食物，易于消化吸收，有助于提升患者的整体健康和治疗反应。

1.9

肺部转移癌的诊断及治疗

1.9.1　发现肺部转移癌怎么办？

检测到肺转移时，需要进行全面评估以确定原发癌的来源；然后根据个体情况，综合考虑癌症的起源、转移范围以及患者的整体健康状况，制定治疗计划。

1.9.2　肺部转移癌有什么表现？

症状可能包括持续咳嗽、呼吸急促、胸痛和其他呼吸问题。这些症状与原发性肺癌相似，需要及时进行医学评估，以便准确诊断和治疗。

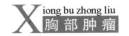
1.9.3　哪些肿瘤会发生肺部转移？

多种癌症都可能转移到肺部，包括乳腺癌、结直肠癌、肾癌等。由于肺部血液供应丰富，且有广泛的血管网络，因此肺部是转移的常见部位。

1.9.4　肺部转移癌需要做哪些部位的检查？

除了对肺部进行 CT 扫描或 MRI 等影像检查外，还需要检查其他器官以确定原发癌的位置。根据怀疑的原发部位，检查可能包括乳腺癌的乳房 X 光片、结直肠癌的结肠镜检查以及肾癌的肾脏超声检查。

1.9.5　肺部转移癌的主要原发病灶有哪些？

肺部转移癌主要是由身体其他部位的恶性肿瘤通过血液或淋巴系统转移至肺部形成的。大约 20%～30% 的恶性肿瘤患者会发生肺转移。这些原发肿瘤多数起源于乳腺、骨骼、消化道以及泌尿生殖系统。

1.9.6　所有肺部转移癌都能找到原发灶吗？

在某些情况下，肺部转移癌可能比原发肿瘤更早被发现。因此，在诊断肺部转移癌时，并不总是能够确定原发病灶的位置。

1.9.7　肺部转移癌可以手术切除吗？

肺部转移癌通常呈现为双肺多发性，大小和密度各异。在一些特定情况下，如肺内仅有单个转移病灶，且患者能够承受手术，可以考虑进行外科手术治疗。手术的前提条件包括原发病灶已被切除或疾病得到控制、病理类型明确、转移仅限于肺内、病灶能被完全切除以及手术后残余肺功能正常。对于某些原发肿瘤类型，如肾细胞癌、纤维肉瘤等，手术治疗后的长期生存率较高。肺部转移癌术后若再复发，仍可考虑再次手术。

1.9.8　不能手术的肺转移癌该如何治疗？

对于双肺或多发转移的情况，通常不建议手术治疗。治疗方案应根据原发病灶的组织学类型而定，包括全身化疗、靶向治疗和免疫治疗等综合治疗方法。

1.10

肺癌患者的康复管理

1.10.1　肺癌患者术后需要做什么？

（1）心态调整。面对肺癌的诊断，患者可能会感到极度焦虑和失望。这些负面情绪会影响身体的免疫功能和激素分泌，从而影响康复。因此，患者需要保持乐观和积极的心态，相信医学的力量，与家人和医护人员合作，积极参与治疗，以争取最佳的治疗效果。

（2）饮食调整。术后，患者应保持营养均衡的饮食，增加高蛋白、低脂肪食品的摄入，如牛奶、鸡蛋、瘦肉等，避免吸烟、饮酒及刺激性食物。饮食应轻松、多样化，但应避免过冷或过热的食物。

（3）早期活动。术后早期的床上活动对恢复非常重要。患者应该从床上活动开始，逐步增加活动范围和强度，如从手臂运动发展到下床行走等，以加速康复过程。

（4）后续治疗和检查。术后遵循医嘱进行后续治疗，包括可能的放疗、化疗等；定期进行复查，以监测病情变化和治疗效果。

1.10.2　肺癌做完手术还会复发吗？

任何恶性肿瘤，包括肺癌，都存在复发的可能性。可能存在微小的肿瘤病灶，这些病灶可能未被手术完全切除，因此定期的随访检查和辅助治疗至关重要，有助于及时发现并处理复发或遗留的肿瘤。

1.10.3　肺癌术后患者多久复查一次？

肺癌术后患者在最初的两年内应每 3～6 个月进行一次检查，随后的三年内每半年检查一次，超过五年后则每年检查一次。定期检查有助于及时发现肿瘤复发或转移的迹象，从而及早介入治疗，有助于延长生存期并减少患者痛苦。

1.10.4　肺癌患者术后需要复查的项目有哪些？

肺癌术后随访的主要目的是监控肺癌的复发和转移。需要检查的项目包括：

（1）血液生化和肿瘤标志物检查。用于早期预警和评估肿瘤复发和转移。

（2）胸部 CT。评估肺部情况，检查是否有新的或转移性肿瘤。

（3）头部 CT。检查是否有头部转移。

（4）腹部超声。评估是否有腹部器官转移。

（5）全身骨扫描（ECT）。评估是否有骨转移。

1.10.5　肺癌术后患者如何随访？

每次随访应进行详细的病史询问（包括新的症状如胸痛、血痰、呼吸困难等）、体格检查和必要的辅助检查（如血液肿瘤标志物、腹部超声、胸部 CT 等）。一旦发现问题，应及时进行治疗。接受辅助化疗的患者应在每次化疗期间进行常规检查，以评估治疗效果。

1.10.6　肺癌患者术后如何进行心理康复指导？

大多数患者在得知自己患上肺癌后，往往无法直面癌症，害怕死亡，担心家庭经济来源。此外，一个健康人突然变成癌症患者，难免会对其社会生活中的人际关系产生影响，给患者带来沉重的心理负担。

其实，肺癌本身并没有人们想象的那么可怕，保持积极的心态和稳定的情绪对肺癌的康复至关重要。情绪的变化往往与疾病的发生密切相关，我们需要勇敢地面对现实，积极面对疾病，树立生活的信心，保持乐观愉快的心态，只有这样，我们的身体才能真正具备对抗疾病的能力。如果患者无法进行自我调节，建议咨询专业的心理医生进行诊断和治疗。

1.10.7　肺癌患者术后如何进行饮食营养指导？

患者在麻醉清醒 6 小时后可饮用少量温开水，术后第一天可进食清流质（如汤），如无不适，可逐渐进食半流质（如稀饭），再慢慢进食软食和普食。术后饮食应清淡、柔软、易于消化吸收。尽量多吃富含蛋白质、维生素和纤维素的食物，少吃高脂肪食物，尤其是油腻的食物。

1.10.8　肺部手术术前如何进行呼吸道准备？

（1）为了改善患者的呼吸道健康状况，须戒烟并避免接触二手烟。

（2）保暖和采取措施预防呼吸道感染也很重要。如果患有慢性支气管炎、肺气肿或肺部感染，须接受有效的抗感染治疗。

（3）为了增强心肺功能，可以尝试爬楼梯、吹气球、练习腹式呼吸和缩唇呼吸等运动。

（4）患者应在医生指导下学会如何有效咳痰，即深吸气，屏住呼吸，然后用腹部的力量将痰咳出。

1.10.9 肺癌术后如何进行功能康复锻炼？

肺癌患者的肺功能肯定会有一定程度的损伤，术后应坚持进行深呼吸训练。拔除引流管前，可以坐起并做适当的肢体运动。拔除引流管后，可以下床活动，有意识地活动患侧上肢，锻炼胸肌。活动要循序渐进，不要疲劳。出院后，患者应根据自己的喜好选择合适有益的锻炼方法，如散步、打太极拳等。

1.10.10 常见放化疗的副作用有哪些？

肺癌放疗常见的副作用包括放射性肺炎、发热、白细胞或血小板低下、局部皮肤烧伤等。

肺癌化疗常见的副作用包括恶心呕吐、白细胞或血小板低下、脱发、疲倦和身体酸痛。虽然放化疗对肺癌患者都有一些副作用，但这些副作用大多是可以预防和治疗的。

1.10.11 常见放化疗的副作用如何应对？

放化疗时常见的胃肠道症状如恶心、呕吐、腹泻等只需对症治疗；骨髓抑制后给予血小板或白细胞治疗。放疗期间，衣物应宽松柔软，以减少对局部皮肤的摩擦，不得擅自涂抹外用药膏。

1.10.12 肺癌患者放化疗期间需要怎样的饮食营养指导？

肺癌患者在化疗和放疗期间，可能会出现食欲不振、恶心、呕吐或腹泻等胃肠道反应，在此期间应适量和清淡饮食，以免对消化道造成压力。化疗完成后，可以开始强化饮食。食物应柔软、少渣。

对于因放化疗引起的呕吐而无法正常进食的患者，可咨询临床肿瘤营养师进行肠内营养或营养液输注，以确保患者的能量和营养供应。

1.10.13 未手术的肺癌患者是否需要功能康复锻炼？

肺癌患者，尤其是老年肺癌患者，往往有肺部基础疾病，肺功能会有不同程度的下降。因此，即使是未做手术的肺癌患者，也需要进行一定量的肺功能康复锻炼，以帮助肺通气、清除气道分泌物等。

1.10.14 非手术肺癌患者该如何进行功能康复锻炼？

改善呼吸功能与锻炼呼吸肌密不可分，可以通过爬楼梯、练气功、做体操、吹气球、进行户外活动等方式改善呼吸功能。其中，爬楼梯和吹气球是最常用的方法。

（1）吹气球。首先深吸一口气，然后慢慢向气球内吹气，直到吹不动为止，再试着把气吹出来。根据患者的身体状况，吹气球通常每天进行数次。

（2）爬楼梯。爬楼梯时应避免剧烈运动，速度适当，呼吸自然。

1.10.15 未发现原发病灶的肺部转移癌多久复查一次？

转移性肺癌通常是恶性肿瘤的晚期表现。常见的原发肿瘤大多来自消化系统、泌尿系统、生殖系统、甲状腺、乳腺、骨骼等。少数患者在发现原发肿瘤之前就已经发现了肺转移灶。有时由于客观条件所限，无法确定原发病灶，这种情况被称为无原发病灶的肺转移灶。由于是晚期肿瘤，病情进展快，生存时间短，应每隔1～3个月复查一次，密切观察病情进展，及时干预和对症治疗。

1.10.16 肺部转移癌术后复查的项目是什么？

肺部转移癌往往是多发性的，由于肺部肿瘤广泛存在，大多数人失去了手术机会。但也有少数患者只有单发转移灶或肿瘤相对局限，在原发肿瘤得到控制的情况下可以考虑手术治疗，术后5年生存率可达20%～30%。术后除对原发病灶进行随访外，还应定期进行胸部CT和肿瘤标志物检查。胸部CT可清晰显示肺内1 cm以上的肿块。胸部X光分辨率低，容易漏诊；痰细胞学检查和支气管镜检查对诊断帮助不大，均不推荐使用。

1.10.17 已经治疗原发灶的肺部转移癌多久复查一次？

治疗后，如果原发病灶和肺转移得到有效控制，可每3～6个月复查一次；如果肿瘤没有得到有效控制，建议每1～3个月复查一次。

1.10.18 已经治疗原发灶的肺部转移癌复查的项目是什么？

可定期复查胸部CT或磁共振成像，其分辨率高，可发现小病灶，有效评估病情；还须注意肿瘤转移至其他器官的可能性，如脑转移、肝转移、骨转移等。

2

纵隔肿瘤

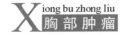

2.1

认识纵隔

2.1.1 到底是"纵隔"还是"纵膈"?

既往书籍及文献中"纵隔"与"纵膈"均有学者提及,两者其实没有什么本质区别,在临床上指代同一个部位。现在医学上更常用的术语是"纵隔"。

2.1.2 什么是纵隔?

纵隔是人体胸腔内的一个区域,位于胸腔的中央偏左,从胸骨后面和肋软骨内面一直延伸到脊柱胸段前面。它像是将胸腔分为左右两半的隔板,把左、右肺隔开。

2.1.3 纵隔在哪儿?

纵隔是位于人体胸腔内的一个区域,呈矢状位,位于胸腔中央偏左,上窄下宽、前短后长,处于胸骨和脊椎之间。它是由两侧胸膜分隔开的,位于两侧肺之间,贯穿整个胸腔,从胸骨的后面延伸至脊柱的前面。纵隔包含了许多重要的器官和结构,比如心脏、气管、食管、大血管、淋巴结等。因为其位置在胸腔中央,所以在解剖学和临床医学中被视为一个重要的区域。

2.1.4 正常的纵隔里有什么?

这个区域内有许多重要的结构和器官,包括心脏、气管、食管、主动脉、淋巴结以及其他血管和神经。纵隔是一个功能区域,包含着呼吸系统、循环系统和消化系统中的重要组件。

2.1.5 纵隔怎么分区?

纵隔是人体胸腔内的一个区域,按照解剖学和临床上的需要,通常可以按不同的方法进行分区。主要的分区方法包括以下几种:

(1) 三分法。以气管和气管权的前方、心包后方构成的冠状平面为界,分为前纵隔和后纵隔；前纵隔以胸骨角至第四胸椎体下缘连线所在的平面为界分为上、下纵隔。

（2）四分法。以胸骨角至第四胸椎体下缘间的连线所在的平面为界，将纵隔分为上纵隔与下纵隔；下纵隔又以心包为界，分为前、中、后纵隔。

（3）九分法。在侧位胸片上，根据解剖标志将纵隔分为前、中、后部及上、中、下部，从而把纵隔分为九个分区。前纵隔位于胸骨之后，气管、升主动脉和心脏之前；中纵隔相当于气管、主动脉弓、心脏和肺门的区域；食管及食管之后为后纵隔。胸骨角至第四胸椎体下缘连线以上为上纵隔；连线以下至肺门下缘水平线之间为中纵隔；肺门下缘水平线以下至膈为下纵隔。

这些分区方法旨在帮助医学专业人士更好地理解和描述纵隔内不同区域的解剖结构、器官和组织。不同的分区方法可根据临床需要和研究目的来选择使用。临床上最常用的为四分法，以下介绍均以四分法为依据。

2.1.6 纵隔每个分区中有哪些组织和器官？

在纵隔的不同分区内，有许多重要的组织、器官和结构。简单介绍如下：

（1）上纵隔。上界为胸廓入口，下界为胸骨角至第四胸椎体下缘的平面，前方为胸骨柄，后方为第1~4胸椎体。其内自前向后有胸腺、左和右头臂静脉、上腔静脉、膈神经、迷走神经、喉返神经、主动脉弓及其三大分支，以及后方的气管、食管、胸导管等。

① 主动脉弓及其分支：向上肢及头部进行血液供应。

② 气管：从喉部向下延伸至胸部，分叉形成两支支气管，供应肺部气体。

③ 喉返神经：控制声带和喉部的运动。

④ 食管：是连接咽喉和胃的管道，负责将食物从喉部传输到胃部。

（2）前纵隔。容纳胸腺或胸腺遗迹、纵隔前淋巴结、胸廓内动脉纵隔支、疏松结缔组织及胸骨心包韧带等，是胸腺瘤、皮样囊肿和淋巴瘤的好发部位。

（3）中纵隔。在前后纵隔之间，容纳心脏及出入心脏的大血管，是心包囊肿的好发部位。

① 心脏：是中纵隔内最重要的器官，负责泵血和输送氧气至全身。

② 大血管：如主动脉和上腔静脉，是血液循环的关键部分。

③ 气管和支气管：在中纵隔内向下延伸，将气体输送至肺部。

④ 淋巴结：位于纵隔内，是免疫系统的一部分，帮助过滤体内的废物和细菌。

（4）后纵隔。位于心包与胸段脊柱之间，容纳气管杈、左右主支气管、食管、胸主动脉及奇静脉、半奇静脉、胸导管、交感干胸段和淋巴结等，是支气管囊肿、神经瘤、主动脉瘤及膈疝的好发部位。

① 膈肌：是分隔胸腔和腹腔的肌肉结构。

② 主动脉和降主动脉：从心脏出发，向下延伸至腹部。

③ 胸导管：是淋巴系统的一部分，负责淋巴液的回流。

这些组织、器官和结构在纵隔的不同区域内占据着重要的位置，它们各自承担着人体内重要的生理功能。

2.1.7 不正常的纵隔内结构有哪些？

纵隔内的结构异常可能包括多种情况，其中一些可能会对健康造成影响。这些异常可能涉及纵隔内的器官、组织或血管，包括：

（1）心脏问题。心脏异常如先天性心脏病、心包积液（心包腔内有过多的液体）、心脏肿瘤或心脏瓣膜疾病，可能影响纵隔。

（2）肿瘤或肿块。纵隔内可能会出现肿瘤，如淋巴瘤、胸腺肿瘤、纵隔肿瘤等。

（3）淋巴结异常。异常增大的淋巴结可能是感染、肿瘤或炎症的迹象。

（4）主动脉或大血管病变。例如主动脉夹层、动脉瘤等。

（5）气管或支气管问题。包括气管狭窄、支气管炎症等。

（6）食管问题。如食管炎症、食管狭窄等。

（7）胸腺问题。胸腺肿大或肿瘤可能会影响纵隔。

（8）纵隔积液。可能是纵隔感染、炎症、食管破裂、食管瘘、纵隔术后渗出或纵隔其他疾病导致胸腔内液体过多。

这些异常状况可能由多种原因引起，包括感染、先天性问题、炎症、肿瘤、外伤或自身免疫性疾病等。

2.1.8 纵隔有什么作用？

纵隔在人体内起着多种重要的作用，包括：

（1）心脏和血管结构的容纳。纵隔内容纳了心脏、主动脉和其他重要的血管结构。心脏是泵血的中心，主动脉则将氧合血液输送至身体各处，纵隔为这些结构提供了空间。

（2）呼吸和气道管理。纵隔包含了气管和支气管，这些结构是呼吸系统的一部分，负责将气体输送至肺部。

（3）消化系统的部分容纳。食管也位于纵隔内，它是消化系统中负责将食物从喉部传输至胃部的管道。

（4）淋巴系统和免疫功能。纵隔内的淋巴结是免疫系统的一部分，帮助身体对抗感染和疾病。

（5）部分神经结构的容纳。纵隔中含有一些神经结构，它们对于身体的神经传导和控制起着重要作用。

总的来说，纵隔不仅是许多重要器官的容纳空间，也是呼吸、心血管、消化和免疫系统等多个系统的关键区域，承载并支持着人体内多个生理系统的正常运作。

2.2

认识纵隔肿瘤

2.2.1 纵隔肿瘤是什么病？

纵隔肿瘤是指发生在纵隔区域的肿瘤。这些肿瘤可以影响到纵隔内的多种结构，例如心脏、气管、食管、主动脉、淋巴结以及其他血管和神经。

这些肿瘤可能是良性的（非癌性）或是恶性的（癌性）。良性肿瘤通常生长较慢，不会扩散到其他部位；而恶性肿瘤则有可能向周围组织扩散并影响身体其他部位。

2.2.2 纵隔肿瘤是恶性还是良性？

纵隔肿瘤可以是恶性的（癌性）也可以是良性的（非癌性）。恶性纵隔肿瘤指的是癌性肿瘤，它们有可能侵犯周围组织并扩散到其他部位，对身体造成更严重的影响。这些肿瘤通常需要更加积极的治疗，如手术、放疗、化疗等。

而良性纵隔肿瘤通常是生长缓慢的、局部限制在原位的肿块，不会扩散到周围组织或其他部位。虽然它们不会像恶性肿瘤那样迅速扩散，但有时候它们因所处的位置和自身的体积仍可能对身体造成不适，可能需要手术等治疗干预。

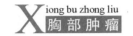

2.2.3 纵隔肿瘤都是恶性的吗？

不是所有的纵隔肿瘤都是恶性的。纵隔肿瘤可以是恶性的（癌性）也可以是良性的（非癌性）。大部分纵隔肿瘤是良性的，它们并不会对身体造成严重威胁，因为它们通常是生长缓慢且局部受限的。

要确认纵隔肿瘤的性质，通常需要进行影像学检查如 CT、MRI 或 PET 扫描，并可能需要进行活组织检查（活检＋病理）来确定肿瘤的类型和性质。针对肿瘤的治疗将根据诊断结果和患者的整体状况来确定。

2.2.4 纵隔良性肿瘤有哪些？

纵隔良性肿瘤多种多样，涉及不同的组织和结构。以下是一些常见的纵隔良性肿瘤类型：

（1）胸骨后甲状腺肿。包括先天性迷走甲状腺肿和后天性胸骨后甲状腺肿。前者较为少见，多为胚胎期残留在纵隔内的甲状腺组织发育成完全位于胸内的甲状腺瘤，大部分为继发性，是结节性甲状腺肿增大沿胸骨后向下伸展进入前上纵隔而形成的。

（2）胸腺肿瘤。胸腺是位于纵隔中的腺体，它可能发生胸腺囊肿及部分较小的胸腺瘤。这种肿瘤通常生长缓慢，大多数是良性的，但所有胸腺肿瘤均具有潜在的侵袭性生长和恶性生物学行为。

（3）神经源性肿瘤。包括可能来自神经组织的肿瘤，如神经鞘瘤或神经纤维瘤。这些肿瘤起源于神经组织，通常是良性的。

（4）胸腔内囊肿。例如食管囊肿、气管囊肿、心包囊肿等，这些通常是以囊袋形式出现的结构，一般不会对周围组织造成太多影响。

（5）血管瘤。比如海绵状血管瘤，这是一种由血管形成的良性肿瘤。

这些良性肿瘤通常生长缓慢，不会迅速扩散到其他部位，且对周围组织的侵犯性较小。尽管它们是良性的，但有时它们因所处的位置和自身的体积可能会对周围器官产生压迫，导致一些症状。治疗通常包括手术切除，尤其是当肿瘤引起症状或对周围结构产生压迫时。肿瘤的性质需要通过影像学检查和可能的组织检查来确认。

2.2.5 纵隔良性肿瘤会变成恶性肿瘤吗？

大多数情况下，纵隔良性肿瘤不会自发地转变为恶性肿瘤。良性肿瘤通常具有不同于恶性肿瘤的生长特性，其生长速度较慢，形态相对稳定，不会自行扩散或转移到其他部位。它们在组织结构和生长方式上通常与恶性肿瘤有所不同。

但是，极少数情况下，一些良性肿瘤可能发生恶性转化。这种情况非常罕见，不是所有的良性肿瘤都会发生这种变化。恶性转化可能是由于某些特定的遗传基因突变或环境因素的影响，但这种情况发生的概率非常低。

如果患者已经被诊断为纵隔良性肿瘤，通常需要定期的随访和监测来确保肿瘤没有发生变化。这样有助于及早发现任何异常情况，如果有必要，应及时采取必要的治疗措施。及时的医学监测和治疗是预防良性肿瘤发展成恶性肿瘤的关键。

2.2.6　纵隔恶性肿瘤有哪些?

纵隔恶性肿瘤多种多样，它们可能发生在纵隔内的不同器官和组织中。以下是一些常见的纵隔恶性肿瘤类型:

(1) 胸腺瘤。现在大部分学者认为胸腺瘤都具有潜在的恶性生物学行为，其中恶性程度最高的为胸腺癌。胸腺癌通常分为不同类型，包括胸腺上皮性肿瘤和胸腺淋巴瘤。胸腺癌是一种少见的纵隔恶性肿瘤，来源于胸腺上皮细胞，最常见的组织类型是鳞状细胞癌 (最多)、淋巴上皮瘤样癌、基底细胞样癌、黏液表皮样癌、肉瘤样癌、小细胞与未分化细胞混合癌、透明细胞癌和未分化癌，发生于前纵隔，多见于成年人。

(2) 淋巴瘤。包括霍奇金淋巴瘤和非霍奇金淋巴瘤两类，这些肿瘤源自淋巴组织，有时可能发生在纵隔内，以中纵隔居多。

(3) 神经源性肿瘤。以良性居多，但亦有少数表现为恶性，如神经母细胞瘤和恶性周围神经鞘瘤等，这些肿瘤源自神经组织。

(4) 恶性胸膜间皮瘤。这是一种罕见但侵袭性强的恶性肿瘤，通常在胸膜表面呈弥漫性生长，有时也可出现在纵隔内心包上。

(5) 胸腺生殖细胞肿瘤。这些肿瘤源自胸腺的生殖细胞，可能是恶性的，常见于儿童。

(6) 转移性肿瘤。有时其他部位的癌症 (如乳腺癌、肺癌、肾癌、甲状腺癌等) 可能扩散到纵隔内，形成转移性肿瘤。

这些恶性肿瘤具有不同的生长速度和侵袭性，可能会对周围器官和组织产生严重影响。诊断这些肿瘤通常需要结合影像学检查 (如 CT、MRI 等) 以及可能的活组织检查。治疗方案通常涉及手术切除、放疗、化疗或靶向治疗等，其选择取决于肿瘤类型和患者的整体状况。

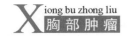

2.2.7　为什么会得纵隔肿瘤？

得纵隔肿瘤的确切原因并不总是清楚，但有一些因素可能会增加患上纵隔肿瘤的风险：

（1）遗传因素。遗传倾向可能会增加患上某些类型纵隔肿瘤的风险。某些家族性疾病或基因突变可能使个体更容易患上纵隔肿瘤。

（2）环境因素。暴露于某些环境污染物、放射性物质或化学物质可能增加患上纵隔肿瘤的风险，尤其是在长期暴露的情况下。

（3）病毒感染。一些研究表明，某些病毒感染可能与某些类型的肿瘤发生有关。

（4）遗传性疾病或病变。某些遗传性疾病或异常可能增加患上纵隔肿瘤的风险，比如神经纤维瘤病。

（5）个人生活方式和环境因素。包括吸烟、不良饮食习惯、生活中的毒素暴露等因素也可能增加患上纵隔肿瘤的风险。

2.2.8　纵隔肿瘤可以预防吗？

大多数情况下，纵隔肿瘤并不是可以直接预防的疾病，因为它们的确切发病原因并不总是清楚。然而，一些健康习惯和预防措施可能有助于降低患上纵隔肿瘤的风险。

（1）健康生活方式。保持良好的生活方式，包括健康饮食、适量运动和戒烟等，有助于降低患癌症等疾病的整体风险。

（2）避免暴露于致癌物质。尽量避免接触可能对健康有害的化学物质、放射线和其他致癌物质。

（3）定期体检。定期体检有助于早期发现潜在问题，包括可能出现的肿瘤。及早发现病变有助于更早地开始治疗。

（4）定期检查和咨询医生。如果家族有某种遗传性疾病或者有特定的遗传因素，可能增加患上纵隔肿瘤的风险，定期检查和咨询医生可能会有所帮助。

尽管这些方法不能完全预防纵隔肿瘤的发生，但是良好的健康习惯和定期的医学检查有助于保持整体健康，提高发现和治疗潜在疾病的机会。如果对自己的身体状况有疑虑或担心自己患有纵隔肿瘤，建议与医生进行详细的讨论和评估。

2.2.9 纵隔肿瘤会传染或遗传吗？

纵隔肿瘤通常不是传染性疾病，这意味着它们通常不会通过接触或其他传染途径从一个人传播给另一个人。这些肿瘤的发展通常与个体的遗传因素、环境暴露以及其他健康因素有关，而不是因为疾病可以从一个人传播到另一个人。

至于遗传性方面，某些类型的纵隔肿瘤可能与遗传因素有关，但并不是所有类型的纵隔肿瘤都有明确的遗传倾向。有时候，家族中可能出现某种类型的肿瘤，但并不意味着一定会遗传给下一代。遗传因素在某些特定类型的肿瘤发展中可能扮演一定角色，但并不是唯一的影响因素。

2.2.10 纵隔肿瘤长大需要多久？

纵隔肿瘤的生长速度因肿瘤类型、个体差异以及其他因素而异。一般而言，良性肿瘤通常生长速度较慢，可能需要数年甚至更长时间才会显著增大；而恶性肿瘤可能生长更快，但也取决于具体类型和个体情况。

纵隔肿瘤的生长速度可能会受到多种因素影响，包括肿瘤的类型、位置、个体的免疫系统状况、治疗等。有些肿瘤可能长得很慢，在很长时间内都不会引起症状；而有些可能生长迅速并且较早出现症状。

最重要的是及时发现和诊断，以便及早制定适当的治疗方案。医生会根据肿瘤的类型、大小、位置以及患者的整体健康状况来决定最合适的治疗方法。如果担心自己或他人患上纵隔肿瘤，建议尽快咨询医生进行详细检查和评估。

2.3

纵隔肿瘤的筛查

2.3.1 怎么知道自己有没有纵隔肿瘤？

纵隔肿瘤是一种出现在胸腔中心位置的肿块或肿瘤，它可能影响到胸腔内的多个器官和结构。诊断纵隔肿瘤通常需要医学专业知识和相关检查。以下是可用于诊断纵隔肿瘤的一些方法：

（1）症状观察。主要症状包括呼吸困难、胸痛、咳嗽、吞咽困难等。但这些症状并非特定于纵隔肿瘤，可能与其他健康问题相关。

（2）体格检查。医生会通过听诊、触诊来检查胸部是否有异常乃至肿块。

（3）影像学检查。X线、CT扫描、MRI和PET扫描等影像学检查可提供更详细的肿瘤信息，包括肿瘤的位置、大小和可能的影响范围。

（4）生物组织检查（活检）。如果在影像学检查中发现异常，医生可能会建议进行生物组织检查以确认诊断。一般可以通过穿刺活检、内窥镜检查或手术来获取肿瘤样本。

2.3.2 什么样的人容易患纵隔肿瘤？

纵隔肿瘤是一种罕见的疾病，可以发生在纵隔区域，包括心脏周围、食管后方等。虽然不常见，但并非特定类型的人群易患，而是由多种因素引起。一些可能增加患上纵隔肿瘤风险的因素包括：

（1）遗传因素。遗传基因突变可能增加患病风险。

（2）暴露于致癌物质。某些化学物质或环境因素可能增加患病风险。

（3）放射线曝光。长期接触放射线或放射性物质可能增加患病风险。

（4）性别和年龄。某些类型的纵隔肿瘤在特定年龄段或性别中更常见，但这并非普遍规律。

2.3.3 怎么进行纵隔肿瘤筛查？

纵隔肿瘤的筛查通常依赖于病史询问、身体检查和影像学检查等。

（1）病史询问和身体检查。医生会详细询问症状、家族病史和可能的暴露史，然后进行身体检查。常见症状可能包括胸痛、呼吸困难、咳嗽、吞咽困难等。

（2）影像学检查。包括X线、CT扫描、MRI或PET扫描等，能够提供更详细的肿瘤信息。这些检查可以确定肿瘤的大小、位置和是否有恶性特征。

（3）生物组织检查（如活检）。在进行影像学检查后，医生可能会建议进行生物组织检查来确认肿瘤的性质。活检通常是通过针刺活检或手术切除样本进行。

（4）其他辅助检查。根据病情可能会进行其他检查，如血液检查、肿瘤标记物检测等。

2.3.4 多大年龄检查发现纵隔肿瘤需要处理？

纵隔肿瘤并非特定年龄段的普遍性问题，须基于病情和症状的需要进行相应的处理。一般来说，无论年龄大小，如果出现了与纵隔肿瘤相关的症状或异常体征，就需要及时就医进行评估和诊断。

特定情况下，例如有家族史、曾接触过致癌物质或暴露于放射线等高风险因素，可能需要更早地关注这方面的筛查。通常情况下，并不因为特定年龄而进行纵隔肿瘤的例行筛查。

2.4

纵隔肿瘤的早期表现

2.4.1 纵隔肿瘤可能有什么症状？

纵隔肿瘤通常没有特定的症状，但可能会引起一系列与肿瘤位置和大小相关的不适。一些常见的症状包括：

（1）呼吸系统症状。呼吸困难、气促、咳嗽、胸闷等，特别是在压迫气管或支气管的情况下。

（2）胸部不适。胸痛、胸部压迫感或不适，可能因肿瘤压迫胸部器官而引起。

（3）吞咽困难。若肿瘤位于食管或者压迫食管，可能导致吞咽困难或食物卡喉感。

（4）声音变化。肿瘤对喉部或神经的影响可能导致声音嘶哑或其他语音变化。

（5）神经系统症状。若肿瘤压迫神经结构，可能出现手臂或手部的无力感、麻木感等。

（6）全身症状。比如持续性发热、体重减轻、乏力等，这些症状通常是晚期症状。

2.4.2 什么感觉高度怀疑是纵隔肿瘤？

高度怀疑患有纵隔肿瘤的情况通常包括以下情形：

（1）持续性呼吸系统问题。持续的呼吸困难、气促或咳嗽，尤其是在没有明显呼吸道感染的情况下。

（2）胸部不适。持续的胸痛、胸部压迫感或胸闷，并随着时间的推移而加重。

（3）吞咽困难或食管问题。出现持续的吞咽困难、食物卡喉感或疼痛，与食管周围压力增加相关。

（4）声音或喉部问题。出现长期的声音嘶哑、咳嗽或喉咙不适，可能是肿瘤对喉部或声带的影响。

（5）持续性全身不适。长期的发热、体重减轻、乏力等全身症状，尤其是没有明确的原因时。

2.4.3　为什么没有感觉却发现纵隔肿瘤？

纵隔肿瘤并非总是伴随着明显的症状。有些情况下，肿瘤可能在早期生长阶段没有引起明显的不适或症状，使人患上纵隔肿瘤而不自知。下列情况可能导致没有明显感觉却发现了纵隔肿瘤：

（1）位置和压迫。肿瘤可能位于纵隔某些区域，与关键器官距离较远，因此在早期生长时并不会压迫或影响周围组织和器官，导致缺乏明显症状。

（2）慢性发展。一些肿瘤生长缓慢，症状可能在较长时间内不被察觉。

（3）无神经末梢。有时肿瘤可能生长在没有神经末梢的位置，这会减少或掩盖症状的出现。

（4）无其他器官受影响。一些肿瘤在早期可能不影响周围器官或系统的功能，因此不会引起症状。

虽然没有明显的症状，但有些纵隔肿瘤可能在例行检查、体检或进行影像学检查时无意中被发现。这也是为什么医生会建议定期进行体检或特定筛查，尤其是对于高风险人群，以早期发现并治疗潜在的健康问题。

2.4.4　为什么胸部没有感觉，其他部位有异常也可以是纵隔肿瘤？

纵隔肿瘤的位置通常在胸腔内，靠近胸部但并不直接与胸部皮肤或神经末梢接触，因此，即使有纵隔肿瘤，也并不会直接导致胸部皮肤或周围区域的感觉异常。纵隔肿瘤通常不会在胸部或其他部位引起麻木、刺痛或感觉丧失等症状。

然而，有时候纵隔肿瘤可能会引起与胸部无关的其他部位出现异常。这种影响通常是因为肿瘤对周围器官、血管或神经产生压迫，例如压迫食管可能导致吞咽困难，压迫气管可能导致呼吸问题等。

虽然纵隔肿瘤本身不会直接引起胸部或其他部位的感觉异常，但是由于其位置关系，可能会影响到周围器官和系统的功能，产生与纵隔肿瘤位置相关的其他症状。因此，如果出现与胸部无关的异常症状，也可能是纵隔肿瘤的表现，及早就医和全面的检查能够帮助确定症状的来源和确诊。

2.4.5　不同位置的纵隔肿瘤表现一样吗？

不同位置的纵隔肿瘤可能表现出截然不同的症状和体征，这与肿瘤的位置、大小及其对周围器官和组织的影响有关。不同位置的纵隔肿瘤可能导致的不同临床表现如：

（1）前纵隔肿瘤，位于胸骨后面，可能会影响到心脏、大血管、气管和食管。症状可能包括胸痛、呼吸困难、咳嗽、吞咽困难等。

（2）中纵隔肿瘤，位于心脏周围，可能影响到心脏、气管、食管和大血管。症状可能包括心律不齐、咳嗽、呼吸困难等。

（3）后纵隔肿瘤，位于食管后面，可能影响到神经和脊柱结构。症状可能包括背部疼痛、肩部疼痛、神经系统症状（如手臂麻木、无力）等。

由于不同位置的肿瘤可能对周围器官和组织产生不同的影响，因此其症状和体征也可能有所不同。对于确诊和治疗纵隔肿瘤，准确评估肿瘤的位置、大小及其对周围结构的影响非常重要。

2.4.6　不同种类的纵隔肿瘤有什么特别的症状？

不同种类的纵隔肿瘤可能会引起不同的症状，因为它们的位置、大小和影响周围结构的方式各不相同。这里列举几种常见的纵隔肿瘤和可能引起的特别症状：

（1）胸腺瘤。胸腺位于纵隔前部，胸腺瘤可能引起胸骨后疼痛、呼吸困难、持续性咳嗽或气促。在一些病例中，可能会导致重度乏力和免疫系统功能异常。

（2）神经源性肿瘤。如神经鞘瘤或神经纤维瘤可能出现于纵隔中后部，这些肿瘤可能压迫周围神经，导致背部疼痛、肩部疼痛、肢体感觉异常或肢体无力。

（3）淋巴瘤。淋巴瘤可能发生在纵隔不同区域，其症状可能因肿瘤类型和位置而异。常见症状包括持续性发热、体重减轻、盗汗、淋巴结肿大等。

（4）生殖细胞肿瘤。若发生在纵隔内，可能会导致胸部肿块、胸痛或其他与生殖系统有关的症状，如男性乳房发育、乳房肿大等。

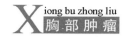

2.4.7　有症状的纵隔肿瘤是不是都比较严重?

并非所有有症状的纵隔肿瘤都是严重的。症状的严重程度并不能直接反映肿瘤的恶性程度或危险性。有些纵隔肿瘤可能引发较明显的症状，但是它们是良性的或者发展较慢，治疗后通常预后良好。相反，有些纵隔肿瘤是恶性的，但在早期可能不会引起明显的症状，这可能会导致肿瘤在较晚的阶段才被发现，此时症状可能更为严重。

因此，即使出现症状，也不能直接推断纵隔肿瘤的性质。及早进行专业的诊断和评估是非常重要的。

2.4.8　有胸闷胸痛是不是得了纵隔肿瘤?

胸闷和胸痛是一种常见的症状，可以由多种原因引起，不一定就是得了纵隔肿瘤。这些症状可能与心脏问题、肺部疾病、消化系统问题或肌肉骨骼问题等有关。

虽然纵隔肿瘤可能导致胸部不适，但这并不是胸闷或胸痛的唯一原因。其他可能导致这些症状的情况包括但不限于：

（1）心血管问题。如心绞痛、心肌梗死等可能导致胸闷、胸痛或压迫感。

（2）肺部问题。如肺部感染、肺气肿、肺栓塞等也可能导致胸闷、胸痛等症状。

（3）消化系统问题。如胃食管反流病、胃溃疡等有时也会表现出类似胸痛的症状。

（4）焦虑和压力。心理压力大、焦虑也可能导致胸闷、胸痛等。

2.4.9　浑身乏力考虑得了纵隔肿瘤吗?

浑身乏力是一种非特异性的症状，可以是多种健康问题的表现，不一定就是得了纵隔肿瘤。这种感觉可能与睡眠不足、压力大、营养不良、感染或其他疾病有关。

纵隔肿瘤通常不会单独导致全身乏力，但如果纵隔肿瘤影响到神经、循环系统或身体其他关键部位，可能会导致体力下降和乏力感。此外，如果纵隔肿瘤已经到了晚期，引起贫血、营养不良或免疫系统异常等问题，也可能导致乏力感。此外，重症肌无力也是胸腺瘤的一个可能伴随的症状，具有"晨轻暮重"的特点。

2.5

纵隔肿瘤的诊断

2.5.1 纵隔肿瘤做什么检查最简单？

最常用的检查方法之一是影像学检查，其中 CT 扫描通常被用来检测纵隔肿瘤。CT 扫描能够提供较为详细的纵隔结构图像，帮助医生确定肿瘤的位置、大小及其与周围结构的关系。MRI 也可能被用来检查纵隔肿瘤，尤其是对于某些类型的肿瘤，MRI 可能提供更好的软组织对比。X 线检查也可以作为初步筛查手段，但其对纵隔肿瘤的检测能力相对有限。另外，超声检查有时也可用于评估纵隔肿瘤所在区域。

虽然这些检查方法可以提供重要信息，但对于确诊纵隔肿瘤来说，通常需要结合其他检查，如活组织检查（活检）来确定肿瘤的性质和良恶性。活检可以通过针刺或手术取得样本，进一步检验以确认肿瘤的类型和治疗方案。

2.5.2 拍片子可以知道是哪一种纵隔肿瘤吗？

一般来说，X 线或其他常规的影像学检查可以显示纵隔区域的异常，但通常不能明确肿瘤的确切类型。X 线影像能够显示肿瘤的位置、大小、密度、气液平面、有无钙化和骨化构成及其对周围结构的影响，但用于判断肿瘤的特定类型以及良恶性等方面的细节还不够清晰。

CT 扫描和 MRI 等更高级的影像学检查通常可以提供更详细和精确的图像，但即使通过这些影像学检查也无法准确确定肿瘤的类型。这些检查可以提供关于肿瘤的位置、大小、形态及其与周围组织的关系等信息，但最终确诊通常需要结合其他检查，例如组织活检。

2.5.3 为什么纵隔肿瘤需要做增强 CT？

增强 CT 扫描在纵隔肿瘤的诊断中扮演着重要的角色，主要有几个原因：

（1）更好的对比度。增强 CT 通过向患者体内注射含有造影剂的溶液，使得纵隔区域的血管和组织更清晰地显示出来，这提供了更好的对比度，有助于医生识别和区分肿瘤与周围正常组织的差异。

（2）评估血管供应和病变特征。增强 CT 扫描能够帮助医生评估肿瘤的血管供应情况。某些类型的肿瘤可能具有不同的血管结构，增强 CT 扫描有助于对肿瘤的类型和良恶性进行初步判断。

（3）了解肿瘤的生长和扩散情况。增强 CT 扫描能够提供更详细的图像，有助于评估肿瘤在纵隔内的生长方式、是否侵犯周围组织或器官，并发现肿瘤可能的扩散情况。

（4）术前规划和治疗评估。对于准备采用手术切除或其他治疗方法的患者，增强 CT 扫描提供了更多详细信息，有助于医生制定治疗计划并评估手术可行性。

总的来说，增强 CT 扫描在纵隔肿瘤的诊断和评估中具有重要作用，能够提供更全面、更详细的肿瘤信息，有助于医生进行准确诊断和治疗规划。

2.5.4 核磁共振对纵隔肿瘤有什么帮助？

核磁共振，即 MRI，在纵隔肿瘤的诊断中扮演着重要的角色，它可以提供与 CT 扫描不同的信息。MRI 具有下列优势：

（1）软组织对比度更好。MRI 能够提供更详细的软组织对比度，有助于医生观察肿瘤与周围组织的界限和结构特征。对于某些类型的纵隔肿瘤，特别是与神经结构相关的肿瘤，MRI 能够提供更清晰的影像。

（2）辨别不同类型组织。MRI 能够较好地区分不同类型的组织，对于某些良性和恶性肿瘤类型的区分有一定帮助。它对于包括脂肪、液体和纤维组织等在内的不同类型的组织有更好的分辨能力，这使得医生可以更全面地了解肿瘤的形态、大小及其与周围组织的关系。

（3）无放射线。与 CT 扫描不同，MRI 使用的是磁场和无害的无线电波，不涉及 X 线辐射，因此对于某些特定患者（如孕妇）或需要多次检查的情况更加安全。

2.5.5 怎么判断纵隔肿瘤的良恶性？

判断纵隔肿瘤的良恶性通常需要进行综合性的评估和多种检查。以下是判断纵隔肿瘤良恶性的一些常见方法：

（1）影像学检查。CT 扫描、MRI 和 PET-CT 等影像学检查可以提供肿瘤的大小、形态、位置及其对周围结构的侵犯程度。虽然影像学检查不能直接确定肿瘤的良恶性，但可以为评估提供重要信息。

（2）活检。经过评估，临床医生可能会建议进行组织活检。这是最可靠的方法之一，通过取得肿瘤组织样本进行病理学检查，确定肿瘤的类型、细胞学特征和良恶性程度。

（3）肿瘤标志物检查。一些肿瘤可能会产生特定的蛋白质或物质，可以通过血液检查来检测这些肿瘤标志物。尽管这些标志物不是判断良恶性的直接指标，但在辅助诊断上有一定帮助。

（4）观察临床表现。良性肿瘤通常生长较慢，症状可能较轻；而恶性肿瘤生长更快，症状可能更加严重。当然，症状并不一定能准确反映肿瘤的良恶性。

综合上述方法可以为医生提供关于纵隔肿瘤良恶性的信息。但最终的确诊仍需要由专业医生结合多种检查结果和患者的具体情况来做出。

2.5.6　什么样的纵隔肿瘤需要穿刺活检？

穿刺活检通常被考虑用于以下情况：

（1）不明确性质的肿块。当影像学检查（如 CT 或 MRI）不能提供足够信息来明确肿瘤性质时，穿刺活检可能被用来获取肿瘤组织样本进行病理学检查，以确定其类型和良恶性。

（2）对治疗计划有重要意义的肿瘤。当肿瘤的治疗和管理计划依赖于准确的病理学诊断时，穿刺活检可能被建议进行。例如，确定肿瘤是良性还是恶性、了解其生长特点以制定最佳治疗方案。

（3）纵隔肿瘤位置复杂或手术风险较大时。对于那些位于纵隔深部、靠近重要结构如心脏、大血管或神经的肿瘤，考虑到手术风险较高，穿刺活检可能被视为更安全的选择，能够提供足够的信息以支持治疗决策。

（4）对于难以手术切除的肿瘤。如果因肿瘤位置或其他因素导致手术切除的难度较大，穿刺活检可能成为评估肿瘤特性和制定治疗计划的重要手段。

2.5.7　为什么有的纵隔肿瘤直接手术，有的需要明确病理？

纵隔肿瘤是否需要手术治疗，以及是否需要进行明确的病理学评估，取决于多种因素，如：

（1）肿瘤性质。有些纵隔肿瘤在影像学检查中显示出良性特征，并且对周围结构影响较小，医生可能会选择直接手术切除而无需明确病理学评估。然而，一些肿瘤可能在影像学上看起来是良性，但实际上可能是恶性，因此需要明确的病理学评估。

（2）手术风险。如果肿瘤位于复杂的位置，如靠近心脏、主动脉或其他重要结构，手术风险可能较高。在这种情况下，医生可能会优先考虑明确病理学评估以制定更安全的治疗方案。

（3）治疗策略。某些类型的纵隔肿瘤，尤其是恶性肿瘤，可能需要更全面的治疗策略，包括化疗、放疗或靶向治疗。在确定最佳治疗方案时，病理学评估提供了更全面的肿瘤特性信息。

（4）患者的健康状况。患者的整体健康状况也是决定手术治疗方案选择和病理学评估是否必要的重要因素。有些患者可能因为其他健康问题而无法承受手术切除，因此需要更细致的评估。

综合考虑这些因素，医生会根据每个患者的情况和肿瘤特点来制定最合适的治疗计划。有时，直接手术切除可能是合适的选择；而在其他一些情况下，为了更好地了解肿瘤性质和制定更全面的治疗方案，需要进行明确的病理学评估。

2.5.8 怎么区分不同类型的纵隔肿瘤？

要区分不同类型的纵隔肿瘤，需要结合多种诊断方法和检查：

（1）影像学检查。包括 CT 扫描、MRI、PET-CT 等影像学检查，能够提供有关肿瘤位置、大小、形态以及其对周围结构的影响等信息。不同类型的肿瘤在影像学上可能呈现出特定的特征，但这并不足以确定其类型。

（2）病理学评估。组织活检是最可靠的方法之一。通过取得肿瘤组织样本进行病理学检查，包括组织形态学、细胞学和免疫组化等，可以确定肿瘤的类型和良恶性，例如胸腺瘤、神经源性肿瘤、畸胎瘤等。

（3）临床特征和症状。不同类型的纵隔肿瘤可能会导致不同的症状和临床表现，如胸腺瘤可能引起重度咳嗽、呼吸困难；而神经源性肿瘤可能导致神经症状或肢体无力等。

（4）肿瘤标志物。一些特定类型的肿瘤可能会产生特定的蛋白质或物质，可以通过血液检查来检测这些肿瘤标志物，可能有助于辅助诊断。

（5）免疫组化和分子生物学检查。这些高级技术能够进一步细化肿瘤的分类，通过检测肿瘤细胞的分子特征和生物标志物来确定肿瘤类型。

2.5.9 不同影像学检查在评估纵隔肿瘤时的优势各是什么？

不同影像学检查在评估纵隔肿瘤时各有优势。

（1）CT 扫描

① 解剖结构清晰。CT 扫描能提供详细的解剖结构图像，包括肿瘤的位置、大小、形态及其对周围结构的影响。

② 应用广泛。CT 扫描是最常用的检查方法之一，相对快速，对检测纵隔肿瘤较为敏感。

③ 钙化结构显示更清晰。能够清楚地显示肿瘤内的钙化结构细节。

（2）MRI

① 软组织对比度更好。MRI 对软组织有更好的对比度，能够更清晰地显示肿瘤的软组织结构。

② 无辐射。不使用 X 线，相对安全，适用于孕妇和对辐射敏感的患者。

（3）PET-CT

① 代谢活性评估。可以评估肿瘤的代谢活性和组织生长，有助于判断肿瘤的恶性程度。

② 检测淋巴结转移。能够帮助识别淋巴结转移和远处转移，对于评估肿瘤的分期和制定治疗计划有重要作用。

（4）X 线检查

快速、经济。X 线检查成本较低，操作简便，对于初步筛查和识别异常结构有一定帮助。

2.6

纵隔肿瘤的鉴别诊断

2.6.1　怎么区分纵隔肿瘤与肺癌？

纵隔肿瘤和肺癌在症状、诊断方法有一些不同之处。

（1）症状

① 纵隔肿瘤：可能引起胸部不适、呼吸困难、咳嗽、声音嘶哑、吞咽困难等症状，具体症状取决于肿瘤的类型和位置。

② 肺癌：常导致咳嗽、咳血、胸痛、呼吸困难、体重减轻、长期咳嗽等症状。

（2）影像学检查

① 纵隔肿瘤：可能出现在影像学检查图像中，如 CT 扫描、MRI 或 X 线图像中，呈现为纵隔区域的异常。

② 肺癌：在影像学检查图像中通常显示为肺部异常，如肺实质结节、阴影或肿块，有时也可侵犯到纵隔区域。

（3）组织学诊断

① 纵隔肿瘤：经过病理学评估的组织活检能够确定肿瘤的类型，例如胸腺瘤、畸胎瘤、神经源性肿瘤等。

② 肺癌：组织学检查可以确定肺癌的类型，如鳞状细胞癌、腺癌或小细胞肺癌等。

2.6.2　怎么区分纵隔肿瘤与纵隔淋巴结？

纵隔肿瘤和纵隔淋巴结在诊断和特征上有一些区别。

（1）性质和来源

① 纵隔肿瘤：是指在纵隔区域内生长的肿块，可能是良性或恶性，来源于胸腺、淋巴组织、血管、神经等。

② 纵隔淋巴结：是免疫系统中的一部分，位于纵隔内的淋巴系统中，主要作用是过滤和清除体液中的病原体和废物。

（2）影像学表现

① 纵隔肿瘤：可能在影像学检查图像中呈现为明显的肿块或异常结构，大小、形态、位置各异。

② 纵隔淋巴结：在正常情况下，淋巴结可能会在影像学检查图像中显示为较小、均匀分布的结构，通常不会显示为明显的肿块；但在某些情况下（如感染或炎症），淋巴结可能会增大，呈现出异常形态。

（3）症状

① 纵隔肿瘤：可能引起胸部不适、呼吸困难、咳嗽、吞咽困难等症状，具体症状取决于肿瘤的类型和位置。

② 纵隔淋巴结：在正常情况下通常不会引起症状；当淋巴结发炎或增大时，可能出现发热、乏力、咳嗽等症状。

（4）病理学评估

① 纵隔肿瘤：经过病理学评估的组织活检能够确定肿瘤的类型和良恶性。

② 纵隔淋巴结：如有必要，活检可以帮助确定淋巴结的性质，如感染、炎症、结核或肿瘤。

2.6.3　纵隔肿瘤可能与哪些疾病混淆？

纵隔肿瘤可能与以下疾病或情况混淆：

（1）纵隔淋巴结肿大。有时，纵隔淋巴结的感染、炎症或肿大可能被误认为是纵隔肿瘤。这种情况通常需要进一步的检查和评估来区分。

（2）心血管疾病。纵隔区域的心脏病变、主动脉瘤或其他心血管问题可能在影像学检查图像中显示为纵隔异常，可能导致混淆。

（3）肺部疾病。肺部的感染、结节、肿块或其他肺部疾病也可能在影像学检查图像中呈现为纵隔区域的异常，导致误诊。

（4）胸腔内其他部位的肿瘤。如食管、胸膜或纵隔外侧区域的肿瘤也可能在影像学上被误诊为纵隔肿瘤。

（5）其他疾病和病变。如结节病，一种系统性肉芽肿性疾病，最常累及的器官是肺和机体的淋巴系统，病因未明，胸部影像学检查图像中显示双侧肺门及纵隔淋巴结对称增大，伴或不伴有肺内网格、结节状或片状阴影，可通过纵隔镜检查获取病理诊断。纵隔区域还可能出现其他少见的疾病或异常，如神经源性肿瘤、畸胎瘤、囊肿等，这些都可能导致纵隔肿瘤的误诊或混淆。

2.6.4　纵隔肿瘤怎么与其他容易混淆的疾病区分？

纵隔肿瘤与其他容易混淆的疾病区分可能需要综合使用多种诊断方法和评估。

（1）影像学检查

① CT 扫描、MRI 等可以提供有关肿瘤的位置、大小、形态、对周围结构的影响等信息。

② PET-CT 能够评估肿瘤的代谢活性，对于区分恶性肿瘤和良性肿瘤有一定帮助。

（2）病理学评估

组织活检是最可靠的方法之一，可以确定肿瘤的类型和良恶性。

（3）临床特征和症状

详细询问并了解患者的病史和症状，进行体格检查，包括检查淋巴结、心脏和肺部状况等。

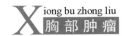

（4）肿瘤标志物检查

① 血液检查。某些肿瘤可能会产生特定的蛋白质或物质，血液检查可以检测这些肿瘤标志物，有助于诊断。

② 免疫组化和分子生物学检查。可以通过检测肿瘤细胞的分子特征和生物标志物进一步对肿瘤进行细胞分类，来确定肿瘤类型。

2.6.5　最常见的纵隔肿瘤有哪些？

最常见的纵隔肿瘤包括但不限于：

（1）胸腺瘤。起源于胸腺的肿瘤，通常是最常见的纵隔肿瘤之一。这种肿瘤可以是良性或恶性。

（2）畸胎瘤。来自多能性胚胎组织的肿瘤，包含多种不同类型的细胞，有时可以包括头发、牙齿等异质性结构。

（3）神经源性肿瘤。包括神经鞘瘤、神经纤维瘤等，起源于纵隔内的神经组织。

（4）胸腺囊肿。由胸腺区域的囊性结构形成的肿瘤。

（5）淋巴瘤。可能包括霍奇金淋巴瘤或非霍奇金淋巴瘤，源于淋巴组织的恶性肿瘤。

（6）恶性生殖细胞肿瘤。包括非成熟性畸胎瘤等，起源于生殖细胞。

2.7

胸腺肿瘤

2.7.1　为什么会得胸腺肿瘤？

胸腺肿瘤是一种发生在胸腺（位于胸骨后方的腺体）的细胞异常生长的情况。胸腺是一种重要的腺体，主要负责调节免疫系统的功能。尽管我们对于胸腺肿瘤发病机制的了解还不够全面，但一些因素可能与其发生有关。

首先，胸腺肿瘤可能与遗传基因有关。某些家族中可能存在遗传倾向，增加了患上胸腺肿瘤的风险。

其次，免疫系统的失调也被认为是一个因素。由于胸腺与免疫系统紧密相关，当免疫系统出现异常时，可能导致胸腺细胞的异常增生或恶性变化。

此外，暴露于一些致癌物质或放射线也可能增加患上胸腺肿瘤的风险。吸烟、空气污染等环境因素在一些研究中也被与胸腺肿瘤的发生联系起来。

总体而言，引发胸腺肿瘤的确切原因尚未完全明了，可能是多种因素相互作用的结果。对于患者而言，及早发现并接受合适的治疗是关键；同时保持良好的生活习惯和免疫系统健康，可能有助于降低患病风险。

2.7.2　胸腺怎么发展到胸腺肿瘤？

胸腺肿瘤的发展通常涉及正常胸腺细胞的异常生长和分裂，形成肿瘤组织。这个过程可能受到多种因素的影响，但具体的机制尚未完全明了。

首先，遗传因素在胸腺肿瘤的发展中可能发挥作用。一些人可能天生具有患上胸腺肿瘤的遗传倾向，即使在没有其他明显危险因素的情况下，也有可能患上这种疾病。

其次，免疫系统的异常可能是胸腺肿瘤发展的关键。胸腺在调节免疫系统的功能中起着重要作用，而免疫系统的失调可能导致正常的胸腺细胞开始异常增生，形成肿瘤。

此外，环境因素也可能对胸腺肿瘤的发展产生影响。暴露于某些致癌物质、放射线或者空气污染等都可能引发正常细胞的变异，导致胸腺肿瘤的形成。

总体而言，胸腺肿瘤的发展是一个复杂的过程，涉及基因、免疫系统和环境等多种因素的相互作用。科学家们正在努力深入研究这一领域，以便更好地了解这种肿瘤的发病机制，并为预防和治疗提供更有效的手段。对于患者而言，早期发现、早期治疗以及保持健康的生活方式仍然是预防胸腺肿瘤的重要手段。

2.7.3　胸腺肿瘤是良性还是恶性？

良性胸腺肿瘤通常生长缓慢，细胞不会侵犯周围组织或扩散到其他部位。大多数良性肿瘤是可以完全切除并治愈的，且通常不会引起严重的健康问题。

相反，恶性胸腺肿瘤是一种更为严重的情况。这种类型的肿瘤细胞具有侵犯周围组织和扩散到其他部位的潜力，可能会对身体造成更广泛的影响。恶性胸腺肿瘤的治疗通常需要更为复杂的方法，可能包括手术、放疗和化疗等综合治疗手段。

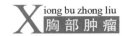

2.7.4　多大年纪胸腺肿瘤需要手术治疗？

胸腺肿瘤是否需要手术治疗通常取决于多个因素，包括肿瘤的性质、大小、位置以及患者的整体健康状况。年龄并不是唯一确定手术需求的因素，而是需要综合考虑患者的整体情况。

对于年轻人，如果发现胸腺肿瘤，医生可能更倾向于进行手术治疗，特别是对于考虑恶性肿瘤或者对周围有侵袭性生长的肿瘤。手术可以切除肿瘤，提高治愈率，并减少肿瘤复发的风险。

然而，对于年长者，医生可能会更加谨慎地评估手术的风险与收益。一些老年患者可能由于其他健康问题而不适合手术，而对于一些较小且良性的肿瘤，医生可能会选择监测而非立即手术。

总体而言，手术治疗的决定应该是一个个体化的过程，患者和医生之间需要充分沟通，并共同决策。医生会根据患者的年龄、整体健康状况、肿瘤性质等多个因素来综合考虑，确保制定最合适的治疗方案。最终的目标是获取最佳的治疗效果，同时最大限度地减少对患者身体的不良影响。

2.7.5　胸腺肿瘤是否都要手术治疗？

并非所有胸腺肿瘤都必须进行手术治疗，治疗方案会因肿瘤的性质、大小、位置以及患者的整体健康状况而有所不同。对于一些小而良性的肿瘤，医生可能会采取监测的方式，而非立即进行手术。

对于良性的胸腺肿瘤，特别是在其不引起症状或对周围组织没有压迫影响的情况下，有较大的可能会选择观察。医生会定期进行检查，监测肿瘤的生长情况，如果肿瘤没有明显变化且不影响患者的生活质量，可能无需立即采取手术干预。

然而，对于一些恶性的或者对周围器官有明显影响的胸腺肿瘤，特别是在患者年轻且整体健康状况允许的情况下，手术通常是首选的治疗方法。手术可以切除肿瘤，提高治愈率，并减少复发的风险。

治疗决策应该是一个个体化的过程，患者和医生之间需要充分沟通，综合考虑多种因素，以确保选择最适合患者状况的治疗方案。最终目的是在最大限度上保障患者的健康和生活质量。

2.7.6 什么样的胸腺肿瘤不适合手术?

并非所有类型的胸腺肿瘤都适合手术治疗，一些情况下，由于肿瘤的性质或者患者的整体状况不理想，手术可能不是最佳选择。

首先，一些极小且良性的胸腺肿瘤，特别是对周围组织没有明显影响、不引起症状的情况下，医生可能会选择观察而非立即采取手术。这是因为手术也带有一定风险，而这些小肿瘤可能在患者的一生中都不会发展成为问题。

其次，对于一些恶性的胸腺肿瘤，特别是在肿瘤已经扩散到身体其他部位或者患者的整体健康状况较差的情况下，手术可能不是首选治疗方案。这时，医生可能会考虑采用其他治疗方式，如放疗、化疗或免疫疗法，以缓解症状和控制肿瘤的进展。

此外，一些因为位置特殊或与周围重要结构相邻而导致手术难度大且风险较高的胸腺肿瘤也可能不适合采用手术治疗。在这些情况下，医生需要综合考虑患者的整体状况，选择更为合适的治疗方式。

总体来说，治疗方案的选择需要根据患者的具体情况进行个体化决策，医生会根据肿瘤的性质、大小、位置，以及患者的年龄、健康状况等多种因素来确定最佳的治疗方案。

2.7.7 什么样的胸腺肿瘤手术后还要放疗?

在某些情况下，患者接受了胸腺肿瘤切除手术后，医生可能会建议进行放疗，这主要是基于一些特定的情形和医学判断。

首先，对于一些良性胸腺肿瘤，即使手术取得了成功，但如果肿瘤的性质或位置使其难以被完全切除，医生可能会推荐采用放疗以确保患者的病情得到更好的控制。放疗有助于阻止残余肿瘤继续生长，减少复发的风险。

其次，对于一些恶性胸腺肿瘤，尤其是在手术后仍存在癌细胞残留的情况下，放疗可能被用来减少癌细胞的存活和扩散。这有助于提高手术治疗的效果，降低复发的可能性。

另外，如果胸腺肿瘤已经侵犯到周围组织或淋巴结，或者存在较高的复发风险，放疗也可能被视为一种补充治疗的手段。放疗能够覆盖手术无法触及的区域，起到全局性的治疗效果。

总体而言，放疗在胸腺肿瘤治疗中的应用是因人而异的，医生会根据患者的具体情况和肿瘤的性质，谨慎决定是否需要将放疗纳入综合治疗方案。这种综合治疗的策略旨在最大程度地提高治疗的成功率，同时降低病情复发的风险。患者在接受治疗决策前，可以与医生充分沟通，了解治疗方案的具体原因和可能带来的效果。

2.7.8　为什么有的胸腺肿瘤需要开放手术？

有些胸腺肿瘤需要进行开放手术，这主要取决于肿瘤的性质、大小、位置及其对周围结构的侵犯程度。开放手术是一种传统的外科手术方法，通常在以下情况下被考虑：

首先，对于较大的胸腺肿瘤，特别是那些已经扩散到周围组织或侵犯了重要结构的情况，开放手术提供了更广泛的视野和更充分的操作空间。这有助于外科医生更全面地检查肿瘤，确保尽可能切除更多的异常组织。

其次，某些胸腺肿瘤可能位于较为敏感或难以接触的区域，如心脏附近或大血管周围。开放手术可以通过更直接的途径到达这些深层结构，使外科医生更容易处理肿瘤并减少对周围重要结构的损伤。

另外，胸腺肿瘤的类型也是考虑手术方式的因素之一。一些胸腺癌或高度恶性的肿瘤可能需要更彻底的切除，而开放手术提供了更全面的手术控制，有助于尽可能地切除癌细胞。

总体而言，选择开放手术是为了确保彻底且安全地切除胸腺肿瘤，减少复发的风险，并保护周围结构的功能。医生会根据患者的具体情况和肿瘤特性，综合考虑是否采用开放手术或其他治疗方法。患者在面临手术决策时，可以与医生充分沟通，了解不同手术方式的利弊以及可能的术后康复情况。

2.7.9　胸腺肿瘤都会出现肌无力症状吗？

不是所有的胸腺肿瘤都会导致肌无力症状，但有一部分患者可能会经历这一情况。与胸腺肿瘤相关的肌无力通常被称为重症肌无力。

重症肌无力是一种自身免疫性疾病，它会影响神经肌肉接头，导致肌肉无法正常收缩。在胸腺肿瘤患者中，大约10%到45%的病例与重症肌无力有关。重症肌无力的症状可能包括肌肉无力、疲劳、眼睑下垂、双重视觉、咀嚼和吞咽困难等。这些症状通常在使用肌肉后加剧，休息后缓解。

对于患有胸腺肿瘤的患者，尤其是出现了肌无力症状的情况，医生可能会建议进行一系列的测试，包括抗体检测和神经肌肉传导速度测试，以确认是否存在重症肌无力。

值得注意的是，并非所有胸腺肿瘤患者都会发生重症肌无力，而且即使出现了肌无力症状，也有效的治疗方法，包括药物治疗和手术干预。因此，对于患者而言，最重要的是及时向医生汇报任何新出现的症状，以便尽早诊断和治疗可能的并发症。

2.7.10 是不是肌无力症状越重，胸腺肿瘤越严重？

肌无力症状的严重程度并不一定直接反映胸腺肿瘤的严重程度。尽管胸腺肿瘤和重症肌无力之间存在关联，但两者之间的关系是复杂的。

首先，胸腺肿瘤可能引起重症肌无力，但并非所有胸腺肿瘤患者都会出现这一并发症。其次，即使胸腺肿瘤患者出现了肌无力症状，其严重程度也可能因个体差异而不同，不一定与肿瘤的大小或性质直接相关。

在一些病例中，重症肌无力的症状可能较轻微；而在另一些病例中，则可能表现为严重的肌肉无力和功能障碍。这可能取决于患者的免疫系统如何反应以及是否存在其他因素影响病程。因此，肌无力症状的严重程度不能单独用来评估胸腺肿瘤的危险程度。

2.7.11 胸腺肿瘤的严重程度根据什么判断？

胸腺肿瘤的严重程度通常是根据多个因素进行评估的，这包括肿瘤的性质、大小、位置以及是否引起了其他并发症。以下是一些常见的判断指标：

（1）肿瘤的性质。良性和恶性胸腺肿瘤的性质不同。一般而言，恶性肿瘤可能更具侵袭性，对周围组织造成更严重的影响。

（2）肿瘤的大小和位置。肿瘤的大小和位置直接关系到其对周围器官的影响程度。较大或处于关键部位的肿瘤可能对呼吸和心脏功能等造成更大的干扰。

（3）是否引起并发症。胸腺肿瘤有时会导致与免疫系统相关的并发症，如重症肌无力。并发症的存在可能加重病情。

（4）临床症状。患者的临床症状也是评估肿瘤严重程度的重要因素，如呼吸困难、胸痛、乏力等。

（5）影像学检查结果。包括 X 线、CT 扫描等检查结果，可以提供肿瘤的形态、位置和侵犯程度的信息。

（6）病理学评估。通过对组织样本的病理学检查，可以确定肿瘤的类型、分级和其他重要信息。

医生会根据上述多个因素综合判断，然后制定个性化的治疗方案。对于良性肿瘤，可能仅需要定期随访；而对于恶性肿瘤，可能需要手术切除、放疗、化疗等多种治疗手段的综合应用。患者应该与医生密切合作，及时进行检查和治疗，以便更好地管理和控制胸腺肿瘤。

2.7.12 胸腺肿瘤是否只要切除胸腺组织就可以？

胸腺肿瘤的治疗并非一概而论，是否只需要切除胸腺组织取决于多个因素。一般情况下，对于胸腺肿瘤的治疗考虑包括肿瘤的性质、大小、是否为恶性、是否有并发症等多个方面。

对于良性胸腺肿瘤，特别是较小且位置相对安全的肿瘤，可能可以通过手术切除胸腺组织来达到治疗的目的。手术的方式可以选择胸腔镜手术，这种方式创伤较小，恢复较快。

对于一些大型、侵犯周围结构或是恶性的胸腺肿瘤，仅仅切除胸腺组织可能难以彻底解决问题。在这种情况下，医生可能会采用更为综合的治疗方案，包括手术切除、放疗、化疗等多种手段的组合运用。

此外，胸腺肿瘤有时会伴随一些并发症，比如重症肌无力。对于合并并发症的病例，治疗可能需要更多的综合手段，例如全胸腺切除，以达到更好的疗效。

总体而言，治疗胸腺肿瘤需要个体化的方案，医生会综合考虑患者的具体情况，制定最合适的治疗策略。患者在面临胸腺肿瘤治疗决策时，应与医生进行充分沟通，了解治疗方案的利弊，以做出明智的选择。

2.7.13 胸腺肿瘤一般在纵隔什么位置？

胸腺是一种位于胸腔前上方的腺体，通常位于纵隔（胸腔内将胸腔分隔为两半的区域）的上前部分。具体而言，胸腺通常位于纵隔的上中部，贴近胸骨后方，沿着心脏和大血管的轴线延伸。根据其分布位置，胸腺在解剖学上被分为两个叶状部分，分别位于纵隔的左右侧。

胸腺相对隐蔽，我们通常不能直接感觉或触摸到它，但是它在人体的免疫系统中扮演着重要角色，尤其是在儿童和青少年时期。当胸腺发生异常生长或形成肿瘤时，可能会引起一系列健康问题，因此了解胸腺的位置和功能对于认识相关疾病和治疗至关重要。

2.7.14　胸腺肿瘤怎么治疗?

胸腺肿瘤的治疗方式因肿瘤的性质和患者的具体情况而异，主要包括手术、放疗和化疗等多种方法。

（1）手术治疗。对于良性的胸腺肿瘤，手术是首选治疗方法。通过手术，医生可以尽可能地切除肿瘤组织，有时甚至是整个胸腺。对于恶性肿瘤，手术也可能是治疗的一部分，有时可能需要辅以其他治疗方式。

（2）放射治疗。放疗即使用高能辐射照射肿瘤细胞，以抑制其生长。这种治疗方法常常用于手术后防止复发，或者在手术不可行的情况下作为主要治疗手段。

（3）化学药物治疗。化疗使用药物来杀死或抑制肿瘤细胞的生长。它通常在手术或放疗后使用，以清除残余的癌细胞，或在病情晚期减轻症状。

（4）免疫治疗。这是一种新兴的治疗方法，通过调动患者自身免疫系统来攻击和破坏肿瘤细胞。在一些情况下，特定的免疫治疗药物可能会用于胸腺肿瘤的治疗。

（5）靶向治疗。针对肿瘤细胞特定分子或通路的治疗，以提高治疗效果并减少对正常组织的影响，但目前仅有很少数情况采用。

治疗方案的选择将根据患者的年龄、肿瘤的类型、肿瘤的分期和患者的整体健康状况等多个因素综合考虑。在制定治疗计划时，医生通常会根据详细的检查结果和患者的具体情况为其量身定制最合适的治疗策略。患者与医生密切合作、定期随访对于确保治疗的有效性和患者的康复至关重要。

2.7.15　得了胸腺肿瘤一般有什么症状?

胸腺肿瘤的症状因肿瘤性质和位置而异，以下是一些常见的体征和症状:

（1）胸痛和胸闷感。胸腺肿瘤的生长可能压迫周围组织，患者可能会感到不同程度的胸痛或压迫感，特别是在胸骨后部。

（2）呼吸问题。大型胸腺肿瘤可能对周围的呼吸道和肺部产生影响，导致呼吸急促、气短或咳嗽等呼吸问题。

（3）吞咽困难。肿瘤的生长可能影响食道，导致吞咽不适或困难。

（4）声音变化。胸腺肿瘤可能对声带和喉咙产生影响，引起声音嘶哑或发音

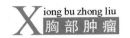
困难。

（5）肌无力。一些胸腺肿瘤患者可能出现肌无力，表现为肌肉疲乏、力量下降，有时甚至会影响手指的灵活性。

（6）体重减轻和疲劳感。慢性疾病的存在可能导致患者感到疲劳，一些患者可能因食欲下降而出现体重减轻。

（7）恶心、呕吐和消化问题。肿瘤可能对胃和消化系统产生影响，导致一些患者出现恶心、呕吐或消化不良。

需要注意的是，这些症状并非专属于胸腺肿瘤，也可能是其他疾病的表现。如果出现上述症状或有其他不寻常的身体感觉，建议及时就医，进行全面的身体检查以明确病因。早期发现和治疗能够提高治疗效果，增加患者的康复机会。

2.7.16　胸腺肿瘤可以不开刀吗？

对于某些胸腺肿瘤患者，手术并非唯一的治疗选择。治疗胸腺肿瘤的方法取决于肿瘤的性质、患者的健康状况以及其他相关因素。

（1）观察与随访。对于一些小的、良性的胸腺肿瘤，医生可能会选择采用观察与随访的方式。通过定期的医学影像检查（如 CT 或 MRI），医生可以监测肿瘤的生长情况；如果肿瘤没有显著增大或引起症状，可能不需要立即进行手术。

（2）药物治疗。一些患者尤其是那些合并有肌无力等自身免疫疾病的患者，可能需要接受药物治疗。这包括使用免疫抑制剂或其他药物，以减缓肿瘤的生长和控制症状。

（3）放射治疗。放疗是一种使用高能辐射来破坏肿瘤细胞的方法。对于一些不适合手术的患者，或者手术后残留病变的患者，放疗可能是一种有效的治疗选择。

治疗方案的选择应该是个性化的，医生会根据患者的具体情况和肿瘤的性质进行综合评估。重要的是，患者要与医生进行充分沟通，共同决策，以确保选择的治疗方案最适合患者的需求。

2.7.17　胸腺肿瘤的严重程度是根据什么来区分的？

胸腺肿瘤的严重程度通常根据多个因素来进行评估。以下是一些常见的影响评估的因素：

（1）肿瘤类型。胸腺肿瘤分为良性和恶性两种类型。良性肿瘤通常生长较缓慢，对周围组织的侵害较小；而恶性肿瘤则具有更强的侵袭性，可能对身体造成更严重的影响。

（2）肿瘤大小。一般来说，肿瘤越大，对周围结构的影响和侵害越严重，其严重程度随着肿瘤的增长也相应增加。

（3）肿瘤位置。胸腺位于纵隔中，胸腺肿瘤所处的位置对于评估肿瘤的严重程度也很重要。例如，当肿瘤紧邻心脏、大血管或其他重要器官时，可能会增加手术的难度，也就增加了手术的风险。

（4）恶性程度。如果是恶性胸腺肿瘤，其分化程度和生长速度也是评估其严重程度的关键因素。高度分化的肿瘤通常生长较缓慢，相对轻度侵袭，而低度分化的肿瘤可能更为恶性。

（5）合并症。胸腺肿瘤有时会伴随其他并发症，比如重症肌无力等。合并症的存在可能会加重患者的整体病情，影响其严重程度的评估。

总体而言，医生会综合考虑这些因素来评估胸腺肿瘤的严重程度，并制定相应的治疗方案。

2.7.18 胸腺肿瘤怎么分型？

胸腺肿瘤的分型通常基于组织学的特征，这有助于医生更准确地了解肿瘤的性质和病理学特征。目前，最常用的分类系统是由世界卫生组织（WHO）提出的，主要分为 A、AB、B、C 四大类型。

A 型（髓质型或梭形细胞胸腺瘤）：这是一种相对良性的胸腺肿瘤，通常由胸腺的髓质组织构成。这类肿瘤生长缓慢，边界清晰，对周围组织影响较小。

AB 型（混合型胸腺瘤）：AB 型是混合了良性和恶性特征的肿瘤。其中 B 部分可能表现出一些恶性的特征，需要更仔细的观察和治疗。

B 型（恶性胸腺瘤）：B 型分为 B1、B2、B3 三个亚型，这些亚型的肿瘤具有不同的生物学行为和恶性程度。其中 B1 型通常富含淋巴细胞；B2 型以皮质为主；B3 型为上皮型，包括非典型鳞状上皮型和分化好的胸腺癌。

C 型（胸腺癌）：C 型是最为恶性的类型，具有强烈的侵袭性和恶性生长。它可能对周围器官和结构造成严重的影响，需要更积极的治疗。

这个分型系统有助于医生更精确地评估肿瘤的性质，制定更合理的治疗方案。在诊断和治疗过程中，医生通常会结合肿瘤的大小、位置、患者的年龄和整体健康状况等多方面因素进行全面考虑，以更好地为患者制定个体化的治疗计划。

2.7.19 胸腺肿瘤开完刀会复发吗？

胸腺肿瘤的复发与多种因素有关，而且不同类型的胸腺肿瘤具有不同的复发风险。一般而言，良性胸腺肿瘤的复发风险较低，尤其是在手术切除后。良性肿瘤通常生长较慢，且边界清晰，在手术能够完整切除的情况下，复发的可能性相对较小。

某些恶性或具有一定恶性特征的胸腺肿瘤，尤其是 C 型的胸腺癌，复发的风险相对较高。这可能与肿瘤的侵袭性、细胞类型以及治疗的有效性等因素有关。在这些情况下，医生可能会采用综合治疗策略，包括手术切除、放疗、化疗等，以最大限度地减少复发的可能性。

在手术后，医生通常会进行密切的随访和监测，以及时发现任何可能的复发迹象。患者需要积极配合医生，接受规定的随访和检查，以确保及时采取必要的措施。

总体而言，胸腺肿瘤的复发情况因患者个体差异和肿瘤特征而异，因此治疗和随访计划需要根据具体情况进行个体化制定。

2.7.20 哪些检查可以发现胸腺肿瘤？

要发现胸腺肿瘤，医生通常会采用一系列的检查手段，以全面了解肿瘤的性质、位置和影响。以下是一些常用的检查方法：

（1）X 线检查。X 线可以提供胸腔的整体图像，帮助医生初步观察是否存在异常阴影。然而，对于较小或深层的胸腺肿瘤，X 线图像的分辨率相对较低。

（2）CT 扫描。CT 扫描能够提供更为详细的胸腺图像，包括肿瘤的大小、形状和周围结构的关系。这对于诊断和定位胸腺肿瘤非常有帮助。

（3）MRI 检查。MRI 可以提供更为清晰的软组织图像，有助于医生进一步了解胸腺肿瘤的性质，尤其对于观察神经结构的影响更为敏感。

（4）腔镜检查。胸腔镜或纵隔镜检查是通过体内镜直接观察纵隔内部，对于发现肿瘤、取得活组织样本等有很大帮助。

（5）PET-CT。PET-CT 结合了 CT 扫描和 PET 扫描，能够提供更全面的关于肿瘤代谢活性和位置的信息。

（6）血液检查。检查血液中的某些肿瘤标志物，如胸腺肿瘤相关抗原，有时可用于协助诊断。

以上检查方法的选择会根据患者的具体情况和症状而定。医生通常会结合多种检查手段，以确保对胸腺肿瘤进行全面准确地评估。

2.7.21　胸腺肿瘤有哪些病理类型？

胸腺肿瘤具有多种病理类型，它们在组织学上展现出不同的特征和行为。以下是一些常见的胸腺肿瘤病理类型：

（1）胸腺腺瘤。这是一种较为常见的良性肿瘤，通常生长缓慢，不具有侵袭性。胸腺腺瘤主要由腺细胞组成，一般对周围结构影响较小。

（2）胸腺瘤。胸腺瘤包括良性和恶性肿瘤，其中良性的多数为胸腺腺瘤，而恶性的包括胸腺癌等。这类肿瘤的特征在于它们可能发展成不同的组织类型。

（3）胸腺癌。胸腺癌是一种恶性肿瘤，具有较强的侵袭性。它可以分为多个亚型，包括鳞状细胞癌、腺癌和小细胞癌等。胸腺癌因其恶性程度较高，通常需要更为积极的治疗。

（4）淋巴瘤。胸腺淋巴瘤是一种罕见的肿瘤，来源于淋巴细胞。它通常包括霍奇金淋巴瘤和非霍奇金淋巴瘤，治疗方法可能涉及放疗、化疗等。

（5）类器官胸腺瘤。这是一种罕见的亚型，其组织结构类似于器官组织，如胃或肾脏。这类肿瘤在病理学上表现出相对较复杂的结构。

对于不同病理类型的肿瘤需要采用不同的治疗策略，因此医生通常会根据具体的病理学类型和临床情况为患者制定个体化的治疗方案。

2.7.22　哪种胸腺肿瘤的危险程度最高？

在胸腺肿瘤中，胸腺癌是危险程度最高的一种类型。胸腺癌是一种恶性肿瘤，具有较强的侵袭性，可能对身体造成更为严重的影响。这类肿瘤通常分为不同的亚型，包括鳞状细胞癌（最多）、淋巴上皮瘤样癌、基底细胞癌、黏液表皮样癌、肉瘤样癌、小细胞与未分化鳞状细胞混合癌、透明细胞癌和未分化癌。其中鳞状细胞癌和未分化癌相对更为严重。

（1）鳞状细胞癌。这是一种常见的亚型，具有角质形成的特点，有时表现为块状肿块。它的恶性程度较高，可能对周围器官和组织造成侵犯。

（2）未分化癌。这是一种以实性、未分化模式生长但缺乏肉瘤样（梭形细胞、多型性、化生性）特点的胸腺癌，恶性程度高，生长快，对化疗、放疗比较敏感。

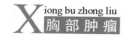

2.7.23 为什么有的胸腺肿瘤需要同时切除部分肺？

有些胸腺肿瘤在生长过程中可能侵犯到周围的肺组织，这时可能需要同时切除部分肺。这并不是所有胸腺肿瘤手术都需要的步骤，而是取决于肿瘤的具体位置、大小及其对周围组织的侵犯程度。

（1）肿瘤位置。如果胸腺肿瘤位于离肺较近的区域，特别是已侵犯到肺组织时，为了确保完整切除肿瘤，医生可能需要切除受影响的部分肺组织。

（2）侵犯程度。有些胸腺肿瘤可能会向肺组织生长，甚至在肺上形成压迫，影响肺的功能。在这种情况下，为了保护患者的呼吸功能和确保手术的效果，医生可能会选择同时切除一部分肺组织。

虽然切除部分肺组织可能增加手术的复杂性，但在一些情况下，为了最大程度地保护患者的健康和生命，这样做可能是更好的选择。

2.7.24 胸腺肿瘤如果不治疗会如何危及生命？

胸腺肿瘤如果不治疗，可能会对生命造成一定的威胁。胸腺是位于纵隔中的重要腺体，它对免疫系统功能的正常发挥和调控具有关键作用。因此，胸腺肿瘤的存在可能对身体的正常生理过程产生不良影响。

首先，胸腺肿瘤可能会逐渐增大，占据纵隔空间，对周围器官施加压力，导致呼吸系统和心血管系统的功能受到影响。这可能引起呼吸困难、胸痛、心脏负担加重等症状，对患者的生活质量和身体机能造成明显影响。

其次，胸腺肿瘤可能表现为恶性肿瘤，具有侵袭性，会向周围组织扩散，并可能通过血液或淋巴系统转移到其他部位，形成远处的转移瘤。这会导致全身性症状，如体重减轻、疲劳、贫血等，并增加了疾病的复杂性和难治性。

此外，胸腺肿瘤的一些亚型，特别是与重症肌无力相关的情况，可能导致肌肉无力、疲劳、运动困难等症状，进而影响到患者的日常生活和工作。

总体而言，胸腺肿瘤如果不及时治疗，可能加重症状，对全身健康产生严重威胁。因此，一旦怀疑患有胸腺肿瘤，及时就医、明确诊断并制定有效治疗方案是至关重要的。

2.7.25 胸腺肿瘤长到多大需要手术？

胸腺肿瘤是否需要手术，并不仅仅取决于肿瘤的大小，还涉及多种因素。一般而言，手术的决定需要综合考虑肿瘤的性质、位置、患者的年龄、整体健康状况等多个方面。

首先，肿瘤的性质是一个重要的考虑因素。良性胸腺肿瘤通常生长缓慢，对周围组织侵犯较少，因此其大小可能并不是唯一的手术指征；相反，恶性胸腺肿瘤可能更迫切需要手术，即便在较小的阶段，这样可以及早阻止其进一步扩散。

其次，肿瘤的位置也很关键。如果肿瘤位于纵隔边缘，离心脏和大血管较近，即便较小的肿瘤也可能对周围结构产生明显影响，此时即需要考虑手术干预。

再次，患者的年龄和整体健康状况也是考虑手术的因素。对于年轻且身体状况较好的患者，手术的风险可能较小，也更容易接受；但对于年长或有其他慢性疾病的患者，手术风险可能较大，需要更慎重地评估。

总体而言，医生会综合考虑这些因素，通过影像学检查、生物组织学分析等手段，明确肿瘤的性质和影响，然后结合患者的整体情况来决定是否进行手术。因此，患者在面对胸腺肿瘤时，应积极与医生沟通，共同选择最合适的治疗方案。

2.7.26 什么人容易得胸腺肿瘤？

胸腺肿瘤并非十分常见，其发生与多种因素有关。虽然没有特定的人群是"容易得胸腺肿瘤"的，但一些因素可能增加患病的风险。

首先，年龄是一个重要的因素。一般而言，胸腺肿瘤更常见于青少年和青年人，尤其是 10 岁到 30 岁之间的人群中。当然，它并非绝对，同样也可能发生在其他年龄段的人群中。

其次，性别方面，有一些研究表明男性相对女性更容易患上胸腺肿瘤，尤其是在 20 岁以下的年龄段。

再次，遗传因素也可能对患胸腺肿瘤的风险产生影响。如果家族中已有人患有类似疾病，个体患病的概率可能会增加。

除此之外，目前并没有确切的证据表明生活方式或环境因素会直接导致患上胸腺肿瘤。因此，一般来说，这类肿瘤的发生更多受到个体生理因素和遗传基因的影响。

虽然这些因素可能增加患病的风险，但需要注意的是，绝大多数人并不会患上胸腺肿瘤。它们仅仅是一些观察到的、具有一定相关性的因素，而并非决定性的因素。对于担心自己患上胸腺肿瘤的人群，定期的健康检查和出现异常症状时及时就医是保持身体健康的重要手段。

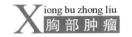

2.7.27　胸腺肿瘤患者的存活率多高？

胸腺肿瘤患者的存活率因患者的个体差异、肿瘤类型和治疗方法而有所不同。总体而言，大多数胸腺肿瘤患者的预后相对较好，尤其是良性肿瘤。

对于良性胸腺肿瘤，如胸腺瘤，患者通常有较高的存活率。这类肿瘤在早期发现，采取合适的治疗措施，往往能够取得良好的治疗效果。手术切除是主要的治疗方式，许多患者术后能够完全康复。

对于恶性胸腺肿瘤，患者的存活率相对较低，因为它们可能更具侵袭性，且难以完全切除。这类肿瘤的治疗可能需要综合运用手术、放疗和化疗等多种手段，以期达到最佳的治疗效果。由于恶性胸腺肿瘤种类繁多，患者的存活率也会根据肿瘤具体的病理学类型和分期而有所不同。

2.7.28　胸腺肿瘤手术治疗后会复发吗？

胸腺肿瘤手术治疗后是否会复发取决于多种因素，包括肿瘤的类型、分期、手术切除的程度以及患者的整体健康状况。

一般而言，对于良性胸腺肿瘤，如胸腺瘤，手术切除后的复发风险相对较低。由于这类肿瘤通常生长较慢，且术后切除较为完整，患者术后往往能够长时间保持良好的康复状态。

对于恶性胸腺肿瘤，复发的风险可能较高。这是因为恶性肿瘤的细胞可能更具侵袭性，手术难以完全切除。在这种情况下，医生可能会采取放疗、化疗等辅助治疗手段，以抑制残留癌细胞的生长和扩散。

患者在手术后的恢复期间，定期进行医学检查和随访也是至关重要的。通过这些检查，医生能够及时发现任何可能的复发迹象，以便于采取进一步的治疗措施。患者自身的健康管理，包括良好的生活习惯、定期体检和遵医嘱进行治疗，都是减少复发风险的重要手段。

总体而言，胸腺肿瘤的复发风险是一个个体化的问题，需要医生根据患者的具体情况来评估和制定治疗方案。患者应保持积极的治疗态度，密切关注身体变化，与医疗团队保持沟通，以促进康复和预防复发。

2.8

纵隔神经源性肿瘤

2.8.1 纵隔神经源性肿瘤分哪几种？

纵隔神经源性肿瘤主要包括神经鞘瘤、神经纤维瘤、神经节细胞瘤、神经母细胞瘤和神经节母细胞瘤等。

（1）神经鞘瘤。这是一种良性肿瘤，通常起源于神经鞘，即神经的保护外壳。这类肿瘤一般生长缓慢，且多为良性，不易转变成恶性。

（2）神经纤维瘤。神经纤维瘤也是一种良性肿瘤，起源于神经纤维。这种肿瘤一般生长较慢，边界清晰。通常无症状，但肿瘤较大时可产生压迫症状，如肩胛间或后背部疼痛、气急等。

（3）神经节细胞瘤。这是一种较为复杂的肿瘤，可分为良性和恶性两种，多数为良性，但恶性变化的可能性也存在。神经节细胞瘤通常起源于神经节细胞。神经节细胞是一种在神经系统中传递信号的细胞。

（4）神经母细胞瘤。神经母细胞瘤也是一种可能具有恶性特征的肿瘤。这种肿瘤常见于婴幼儿，多见于后腹膜，胸内占20％，恶性程度相对较高，细胞内有神经内分泌颗粒。

（5）神经节母细胞瘤。神经节母细胞瘤也是一种可能为恶性的肿瘤。它多见于年幼患者，恶性程度相对较高。

这些肿瘤的类型和良恶性主要取决于其病理组织成分。一般而言，神经源性肿瘤多数为良性，但在一些情况下，它们可能发展为恶性肿瘤，例如神经性肉瘤。对于患者而言，及早发现和治疗这些肿瘤是至关重要的，因为早期干预可能有助于获得更好的治疗效果。

2.8.2 纵隔神经源性肿瘤是良性还是恶性的？

纵隔神经源性肿瘤包括多种类型，有的是良性的，有的可能呈现恶性特征。

大多数纵隔神经源性肿瘤是良性的，例如神经鞘瘤、神经纤维瘤、神经节细胞瘤等。这些肿瘤通常生长缓慢，边界清晰，对周围组织侵犯较少。虽然它们在生长过程中可能会对周围器官产生一些影响，但一般不会扩散到其他部位，预后相对较好。

也有一些纵隔神经源性肿瘤可能呈现恶性特征，如神经性肉瘤、神经母细胞瘤、神经节母细胞瘤等。这类肿瘤的细胞恶性程度较高，生长较快，且有可能向周围组织扩散，甚至形成远处的转移灶。

对于患者而言，及早发现和明确肿瘤的性质非常重要。医生通常会通过影像学检查、活检等手段来确定肿瘤的良恶性。良性肿瘤的治疗一般以手术为主；而恶性肿瘤可能需要综合治疗，包括手术、放疗和化疗等。

2.8.3 纵隔神经源性肿瘤一般有什么症状？

纵隔神经源性肿瘤的症状可以因肿瘤的类型、大小和位置而有所不同。一般来说，这些肿瘤可能导致以下一些常见的症状：

（1）胸痛或不适。由于神经源性肿瘤生长在纵隔，可能对纵隔内的组织产生压迫，引起胸痛或不适感。

（2）呼吸问题。大型肿瘤可能压迫邻近的气道或肺部结构，导致呼吸困难或气促感。

（3）声音改变。若肿瘤累及迷走神经，可能影响声带的功能，导致声音嘶哑。

（4）咳嗽或咯血。肿瘤对气道或支气管的压迫可能引起咳嗽，严重时可能出现咯血症状。

（5）神经系统症状。有些肿瘤可能压迫脊髓或神经根，导致手臂或手脚的麻木、无力感，或其他神经系统症状。

（6）体重减轻和乏力。恶性肿瘤可能导致患者体重下降、乏力，这通常是因为肿瘤影响了身体的正常代谢和能量消耗。

（7）恶心和呕吐。当肿瘤对邻近的食道或胃产生影响时，患者可能出现恶心和呕吐。

当然，这些症状并非一定表明患者患有纵隔神经源性肿瘤，因为许多其他疾病也可能导致类似的症状；但是，如果出现持续或严重的症状，尤其是呼吸困难等紧急症状，应及时就医进行详细检查。

2.8.4 为什么会有纵隔神经源性肿瘤？

纵隔神经源性肿瘤的形成通常与体内神经系统的组织发生异常增生或恶性变化有

关。这些肿瘤主要源于纵隔内的神经组织，包括神经鞘细胞、神经纤维和神经节等。

其中，良性的纵隔神经源性肿瘤，如神经鞘瘤、神经纤维瘤、神经节细胞瘤等，往往是由神经组织中某一类型细胞过度生长形成的。这些肿瘤生长缓慢，通常不会侵犯周围组织，且大多数是良性的。而恶性的纵隔神经源性肿瘤，如神经性肉瘤、神经母细胞瘤等，可能是由良性肿瘤发生恶性变化而来，或直接由神经组织中的恶性细胞形成。这些肿瘤生长较快，具有恶性特征，有可能侵犯周围组织，甚至在一些情况下扩散到其他部位。至于为什么会有纵隔神经源性肿瘤，目前科学研究尚未完全探明。遗传因素、环境暴露、基因突变等可能在其发生中扮演一定的角色。此外，个体的生理状态和免疫系统的功能也可能影响肿瘤的发生。

总体来说，纵隔神经源性肿瘤的形成是一个复杂的过程，涉及多种因素的相互作用。对于这类肿瘤，及早发现、明确病理类型并选择合适的治疗方法是提高治疗成功率的关键。

2.8.5 纵隔神经源性肿瘤怎么治疗？

纵隔神经源性肿瘤的治疗方法主要根据肿瘤的性质（良性或恶性）、大小、位置以及患者的身体状况而定。一般而言，治疗的主要目标是通过手术尽可能切除肿瘤，同时辅以其他治疗手段来提高治疗效果。

（1）手术治疗。对于大多数纵隔神经源性肿瘤，手术是首选治疗方法。手术的目的是尽可能完整地切除肿瘤，特别是对于良性肿瘤。手术方式可采用创伤较小的胸腔镜手术，或者采用传统的胸腔开放手术，应根据肿瘤的性质和位置选择最适合的方法。

（2）放疗。放疗是一种常用的辅助治疗手段，尤其是对于恶性纵隔神经源性肿瘤。通过定向的放射线照射肿瘤区域，可以杀死区域内的癌细胞，防止其扩散。

（3）化疗。化疗是使用药物来杀死或抑制癌细胞的治疗方式。对于一些恶性肿瘤，化疗可能与手术或放疗联合使用，以提高疗效。

（4）观察性治疗。对于一些小且无症状的良性肿瘤，医生可能选择定期观察而不进行立即治疗。这是因为一些肿瘤生长缓慢，可能不会对患者的生命造成明显威胁。

治疗方案的选择需要医生根据具体情况进行综合评估，考虑到肿瘤的性质、患者的整体健康状况以及治疗的风险和收益。患者在治疗过程中应积极配合，定期进行复查，以确保疾病得到有效控制，同时监测可能出现的复发迹象。

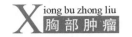
2.8.6　纵隔神经源性肿瘤手术后需要化疗吗？

纵隔神经源性肿瘤手术后是否需要进行化疗，主要取决于肿瘤的性质和手术的效果。通常而言，对于良性肿瘤，手术是主要的治疗方式，而化疗往往不是首选。

如果患者患有良性纵隔神经源性肿瘤，且手术能够完整切除肿瘤，通常不需要进行化疗。因为良性肿瘤一般生长较缓慢，彻底切除后复发风险也较低。

对于恶性纵隔神经源性肿瘤，手术后可能会考虑进行化疗。化疗可以帮助杀灭残留的癌细胞、预防复发和控制肿瘤的生长。化疗通常作为手术的辅助治疗手段，有助于提高治疗效果。

具体的治疗方案需根据患者的个体情况、肿瘤的类型和分级等因素来确定。医生会根据详细的病理学检查和术后评估结果来制定最适合患者的治疗计划。患者在决定是否接受化疗时，应与医生充分沟通，以了解治疗的可能效果和潜在的副作用。

2.8.7　纵隔神经源性肿瘤患者的存活率有多高？

纵隔神经源性肿瘤患者的存活率因肿瘤的性质、治疗方法和个体差异而异。一般而言，神经源性肿瘤多数为良性，患者的预后相对较好，而少数恶性肿瘤患者则可能面临更严峻的挑战。

对于良性纵隔神经源性肿瘤，包括神经鞘瘤、神经纤维瘤等，患者的存活率通常较高。手术是主要治疗方式，通过彻底切除肿瘤，很多患者可以获得良好的治疗效果，且长期存活率较高。

对于恶性纵隔神经源性肿瘤，如神经母细胞瘤和神经节母细胞瘤，患者的存活率相对较低。这类肿瘤往往具有侵袭性，可能会对患者的生存产生较大影响。恶性肿瘤的治疗通常包括手术、化疗和放疗等多种手段的综合运用，但治疗效果因肿瘤的特性而异。

总体而言，纵隔神经源性肿瘤的存活率取决于多个因素，包括肿瘤的类型、分级、是否完全切除，以及患者的整体健康状况。治疗方案的制定需要根据详细的病理学检查和患者的个体情况而定。

患者在面对纵隔神经源性肿瘤时，应积极与医疗团队沟通，了解详细的病情和治疗计划，以便做出更为明智的决策。及时发现、科学治疗是提高存活率的关键。

2.8.8　纵隔神经源性肿瘤会复发吗？

纵隔神经源性肿瘤的复发风险因患者的具体情况、肿瘤的性质和治疗方法而异。总体而言，良性肿瘤的复发风险相对较低，而恶性肿瘤则可能具有更高的复发风险。

大多数纵隔神经源性肿瘤都是良性的，如神经鞘瘤和神经纤维瘤。这些肿瘤通常生长缓慢，边界清晰，手术切除后，患者的康复通常是稳定而良好的。在这种情况下，复发的可能性相对较低，但并非绝对不存在。

恶性纵隔神经源性肿瘤，如神经母细胞瘤和神经节母细胞瘤，由于其恶性程度较高，具有较大的侵袭性和转移风险，复发的可能性相对较高。即使通过手术等治疗手段彻底切除，仍可能存在残留或隐匿的癌细胞，导致未来的复发。

对于已切除纵隔神经源性肿瘤的患者，定期的医学监测和随访是至关重要的。这有助于及早发现任何潜在的复发迹象或病变，并采取适当的治疗措施。监测通常包括影像学检查（如 CT 扫描或 MRI）和特定肿瘤标志物的检测。

在治疗过程中，医疗团队将根据患者的具体情况和肿瘤特性制定个性化的随访计划。患者应积极配合，向医生报告任何新的症状或不适感。

总的来说，纵隔神经源性肿瘤的复发风险是个体化的，患者需与医疗团队保持密切联系，共同努力以降低复发的可能性。

3

胸膜肿瘤

3.1

认识胸膜

3.1.1　什么是胸膜?

胸膜是人体内一种重要的组织,它是位于胸腔内的一层薄而光滑的浆膜,主要分为脏胸膜和壁胸膜两部分。脏胸膜贴附在肺表面,与肺实质紧密结合并沿着肺的裂隙折叠。壁胸膜则衬覆在胸腔内表面及纵隔两侧,包括胸膜顶、肋胸膜、膈胸膜和纵隔胸膜。这两层胸膜在肺根部相互反折延续,形成了一个左右两侧完全封闭的空间,称为胸膜腔。胸膜腔内保持负压,使脏、壁两层胸膜紧密相连。这种结构允许肺随着胸壁和膈的运动而自由地扩张和回缩,保障了正常的呼吸功能。

值得注意的是,胸膜腔内含有少量浆液,这对减少脏、壁胸膜之间的摩擦起到了重要作用。脏、壁两层胸膜之间的摩擦力较小,有助于确保呼吸过程的流畅性。因此,胸膜不仅是呼吸系统的结构支持,也在保障呼吸功能的同时降低了内部组织的摩擦力,促进了呼吸的协调进行。

3.1.2　胸膜在哪儿?

胸膜的解剖位置位于胸腔内,好比是我们身体内的一层隐形护盾,紧密包裹着我们的肺。我们把手放在胸部时感受到的柔软区域,就是胸膜所在的位置。

具体来说,胸膜顶位于肺尖上前方,它的最高点约在锁骨内侧的 1/3 上方。肋胸膜贴附在胸壁内面,易于剥离。膈胸膜则覆盖在膈的上方,不容易剥离。纵隔胸膜则覆盖在介于两肺之间的所有器官上,借助包绕肺根和构成肺韧带的胸膜移行于肺胸膜(脏胸膜)。肺韧带的前后两层之间没有肺根结构,而形成了一种独特的结构。

3.1.3　胸膜的作用是什么?

胸膜是人体内一层关键的生物结构,分为脏胸膜和壁胸膜两部分,其在呼吸系统中扮演着至关重要的角色。

首先,脏胸膜贴附在肺表面,而壁胸膜则覆盖在胸腔内表面和纵隔两侧,这种结构使得肺能够在胸腔内自由运动,保障了呼吸的灵活性。

其次，胸膜腔内的负压环境促使脏胸膜和壁胸膜更加严密地贴合，从而允许肺在胸壁和膈的协同作用下进行自由的膨胀和收缩，确保呼吸过程的正常进行。

此外，胸膜腔内存在的浆液层有助于降低脏胸膜和壁胸膜之间的摩擦力。这一特性在呼吸运动中显得尤为重要，能够有效减少能量耗散，保持呼吸通畅性。

总体而言，胸膜的结构和功能共同为呼吸系统提供了一个高度协调和有效运作的环境，其默默无闻地工作为呼吸过程中的各种生理活动提供了坚实的支持。

3.2

认识胸膜肿瘤

3.2.1　什么是胸膜肿瘤？

胸膜肿瘤是指胸膜上异常组织增生，形成肿块或肿瘤的情况。胸膜肿瘤可以分为原发性和继发性两种类型，多数是转移性肿瘤。

胸膜由胶原基质、弹性纤维、淋巴管和血管构成，它们位于单层间皮细胞之下，原发胸膜肿瘤常常原发于以上部位。这些肿瘤中约 90% 是恶性间皮瘤，剩下的 10% 中约有一半由胸膜孤立性纤维瘤构成，另一半由其他不太常见的肿瘤构成。

胸膜转移瘤是胸膜常见肿瘤。几乎任何肿瘤都可能向胸膜转移，原发肿瘤以肺癌、乳腺癌最为常见，肺癌中又以腺癌胸膜转移较多，且多向同侧胸膜转移。

胸膜肿瘤的症状通常包括胸痛、呼吸困难、咳嗽等，这是因为肿瘤的存在干扰了正常的胸腔功能。诊断胸膜肿瘤通常需要通过影像学检查，如 CT 扫描或 MRI，以及可能的生物组织检查，如穿刺活检，来确认肿瘤的性质和来源。

胸膜肿瘤的治疗方法包括手术切除、放疗和化疗，具体取决于肿瘤的类型、大小和患者的整体健康状况。早期发现和治疗对于提高患者的生存率和提高生活质量至关重要。因此，对于可能存在胸膜肿瘤症状的患者，及时就医和详细的检查是非常重要的。

3.2.2　胸膜肿瘤是良性还是恶性的？

胸膜肿瘤可分为良性和恶性两大类。

良性胸膜肿瘤包括脂肪瘤、纤维瘤、神经源性肿瘤、内皮瘤、血管瘤、胸膜囊肿以及较为罕见的局限型良性胸膜间皮瘤。这些肿瘤生长缓慢，通常不具有侵袭性，多数在体检中通过胸部 X 线检查可被发现。治疗上，多采用胸腔镜或开胸手术切除，预后相对较好。

恶性胸膜肿瘤主要包括原发性恶性肿瘤和转移性肿瘤。原发性恶性肿瘤以弥漫型胸膜间皮瘤最为常见。转移性胸膜肿瘤则主要源于其他器官的癌症扩散，其中肺癌胸膜转移最为常见，其次为乳腺癌、胃癌、结肠癌和淋巴肉瘤等。转移性胸膜肿瘤的症状主要表现为胸腔积液。这些恶性肿瘤通常发现时已处于晚期阶段，治疗难度较大，预后较差。

总体而言，良性胸膜肿瘤生长缓慢，治疗相对简单；而恶性胸膜肿瘤需要综合治疗，预后取决于肿瘤类型和发展程度。及早地检测和明确肿瘤性质对于制定有效的治疗方案至关重要，因此建议有相关症状或风险的患者及时就医并接受详细检查。

3.2.3 胸膜肿瘤有哪些检查手段？

胸膜肿瘤的确诊通常需要综合采用多种检查手段，以全面了解肿瘤的性质和范围。以下是一些常见的检查手段：

（1）胸部 X 线。这是最基础的检查方法之一，通过 X 线检查来获取胸膜和肺部的影像。它可以初步显示是否存在异常阴影，但不能展示详细的肿瘤性质。

（2）CT 扫描。CT 扫描能够提供更为精细的三维图像，更清晰地显示胸膜区域的异常结构，帮助医生判断肿瘤的大小、位置和侵犯程度。

（3）MRI 检查。它能够提供更为详细的图像，特别适用于评估软组织，有助于医生更准确地了解肿瘤的性质。

（4）胸腔镜检查。通过胸腔镜可以直接观察胸膜和肺部，同时还可以进行活组织检查。这是一种微创手术方式，有助于早期诊断和治疗。

（5）经皮穿刺活检。通过皮肤表面穿刺取样，获取患部组织，然后进行病理学检查，帮助明确肿瘤性质。

（6）胸腔积液检查。肿瘤可能导致积液，通过抽取积液并进行化验，可以确定是否存在癌细胞，有助于诊断。

（7）PET-CT。其结合了 CT 和 PET，可以提供全身代谢信息，有助于判断肿瘤是否扩散到其他部位。

医生会依据患者的具体情况选择合适的检查手段，制定最合适的诊断方案。这些检查不仅能够帮助医生明确诊断，还有助于医生为患者制定个体化的治疗计划。及早发现和确诊对于胸膜肿瘤的治疗至关重要。

3.2.4 不同胸膜肿瘤检查手段的优缺点？

不同胸膜肿瘤检查手段的优缺点如下表所示：

检查手段	优点	缺点
胸部 X 线	简便快捷，低成本	图像细节有限，对小肿瘤和详细结构显示不够清晰
CT	提供高分辨率图像，清晰显示肿瘤大小和位置	辐射剂量相对较高，不适合反复进行，尤其是对孕妇
MRI	无辐射，对软组织有较好分辨率	检查时间较长，不适用于部分患者
胸腔镜检查	微创手术方式，直接观察和取样，减少术后恢复时间	需要麻醉，可能有一些手术风险，适用于有一定手术适应证的患者
经皮穿刺活检	简单、直接，适用于一些浅表性肿块	不能提供全面的组织信息，可能无法获取足够的样本
胸腔积液检查	通过检查积液中的细胞和蛋白质，可以初步判断是否存在癌细胞	不能提供肿瘤的详细信息，有时需要结合其他检查手段
PET-CT	结合了代谢信息和结构图像，有助于评估肿瘤的活性和扩散情况	成本相对较高，辐射剂量较大，不适合频繁进行

3.2.5 怎么确诊胸膜肿瘤？

确诊胸膜肿瘤是一个综合性的过程，需要结合多种专业手段进行精准判断。以下是一般性的专业确诊步骤：

首先，影像学检查是胸膜肿瘤确诊的起点。胸部 CT 扫描是最常用的影像学手段，能够提供高分辨率的立体图像，清晰显示肿瘤的位置、大小、形态及其与周围组织的关系。MRI 检查则更侧重于软组织对比，对于评估肿瘤的侵袭深度有一定优势。

其次，胸腔镜检查是一种常用的直视手术手段。通过胸腔镜，医生可以直接观察胸膜表面，并取得组织样本进行生物学检测。这有助于明确肿瘤的组织学类型和细胞学特征。

此外，经皮穿刺活检是另一项常规手段。它通过穿刺获取病变组织，进行病理学分析，进一步确定肿瘤的良恶性质。这是一个较为直接和准确的方法，在临床实践中得到了广泛应用。

再次，胸腔积液检查是重要的辅助手段，尤其在胸膜肿瘤引起积液的情况下。抽取积液进行细胞学检查和生化分析，能够提供关于肿瘤类型和性质的有价值信息。

最终，综合分析临床表现、影像学特征和病理学结果，由专业医学团队共同讨论，制定确诊方案。确诊的准确性关系到后续治疗的选择和疗效。

胸膜肿瘤的确诊是一项复杂而系统的工作，需要医疗团队全体成员协同合作，结合多个领域的专业知识，提供最为精准的诊断和治疗方案。

3.2.6　怎么区别胸膜肿瘤与肺肿瘤？

胸膜肿瘤和肺肿瘤虽然都涉及胸腔内的结构，但它们是两个不同的概念，区别主要体现在它们发生的位置、生长形式和症状表现上。

胸膜肿瘤主要发生在胸膜上，即胸腔内外覆盖着肺部的薄膜。这种肿瘤一般起源于胸膜组织，可能是原发性的，也可能是其他部位肿瘤的转移。常见的胸膜肿瘤包括胸膜间皮瘤等。胸膜肿瘤的生长通常以胸膜为中心，向肺组织渗透。

相比之下，肺肿瘤是发生在肺实质内的肿块，直接影响到肺部组织。肺肿瘤可分为良性和恶性，而肺癌是其中最常见的恶性肿瘤。肺肿瘤的发展与呼吸系统的正常结构有关，可能形成肿块、结节或肺内阴影。

在症状表现上，胸膜肿瘤通常会引起胸痛、呼吸困难和胸腔积液等症状，因为它影响到了胸膜的正常功能。而肺肿瘤可能导致咳嗽、咳痰、呼吸急促等呼吸系统症状，也可能表现为全身性的疲乏、体重下降等。

为了区分胸膜肿瘤和肺肿瘤，医生通常会借助影像学检查，如 CT 扫描或 MRI，以清晰地观察肿瘤的位置、形态及其对周围结构的影响。此外，病理学检查和组织活检也是明确诊断的关键步骤。

总体而言，通过仔细分析患者的症状、临床表现和检查结果，医生能够有效区分胸膜肿瘤和肺肿瘤，并制定相应的治疗方案。

3.2.7　胸膜肿瘤有哪些症状？

胸膜肿瘤可能在早期不会引起太多症状，但随着肿瘤的生长，患者可能经历一系列的变化。以下是一些可能出现的胸膜肿瘤症状：

（1）胸痛。最常见的症状之一是胸痛，可能表现为钝痛或刺痛，通常位于胸膜覆盖的区域。这种疼痛可能在深呼吸、咳嗽或活动时加重。

（2）呼吸困难。胸膜肿瘤的存在可能导致胸腔积液或影响肺部功能，造成呼吸困难。患者可能感到气短，尤其是在运动或进行体力活动时。

（3）胸腔积液。肿瘤的生长可能引起胸膜腔内液体的积聚，导致胸腔积液。这可能会引起胸部沉重感、咳嗽甚至是呼吸急促。

（4）体重下降。长时间的慢性症状可能导致患者食欲减退，最终导致体重下降。

（5）咯血。有时，肿瘤的生长可能导致胸膜血管受损，引起咳嗽时咯血的情况。

（6）疲劳感。患者可能感到疲倦乏力，这可能是身体对慢性病变的反应。

需要注意的是，这些症状并非绝对提示患者患有胸膜肿瘤，它们也可能与其他疾病有关。但是，一旦出现这些症状，特别是症状持续存在或逐渐加重时，建议及时就医，进行详细的检查和诊断，以明确病因。及早发现和治疗胸膜肿瘤对于提高治疗效果至关重要。

3.2.8　胸膜肿瘤分哪几种？

胸膜肿瘤主要分为两大类：原发性和继发性。

原发性胸膜肿瘤是最初就在胸膜这个区域形成的肿块，其中较为罕见的是胸膜间皮瘤，它是一种源自中胚层的肿瘤，与长期接触石棉有关。胸膜间皮瘤分为两种类型，一种是弥漫型，病变广泛，通常为恶性，常导致严重症状如呼吸困难、胸痛等；另一种是局限型，生长较慢，多数为良性，症状较轻，可通过手术治疗，预后相对较好。

继发性胸膜肿瘤则是其他部位的癌细胞扩散到胸膜形成的肿块，其最常见的原发肿瘤包括乳腺癌和肺癌。继发性胸膜肿瘤可能引起胸腔积液，导致呼吸困难等症状。对于继发性胸膜肿瘤的确诊通常通过胸腔穿刺抽液或胸腔镜胸膜活检进行。

总体而言，胸膜肿瘤的分类涵盖了良性和恶性的多种类型，治疗方法因肿瘤性质和患者病情而异。及早发现并明确肿瘤类型对于制订有效的治疗计划至关重要。

3.2.9　最常见的胸膜肿瘤是哪一种？

最常见的胸膜肿瘤之一是胸膜间皮瘤。胸膜间皮瘤是一种源自中胚层的罕见肿瘤，其发生与长期接触石棉有关。这种肿瘤可分为两种主要类型：弥漫型和局限型。

（1）弥漫型胸膜间皮瘤。这是一种恶性程度较高、病变广泛的胸膜肿瘤。患者可能出现呼吸困难、剧烈的胸痛以及大量血性胸腔积液等症状。通常发生在 40～70 岁人群中，更常见于男性。因为病变范围广泛，治疗较为困难，且全胸膜肺切除术的效果有限。

（2）局限型胸膜间皮瘤。这是生长较慢、多数为良性的一种胸膜肿瘤。约一半的患者可能没有明显症状，而有症状者可能表现为咳嗽、轻微的胸痛和发热。这种类型通常可通过手术切除治疗，相比弥漫型，其预后相对较好。

虽然胸膜间皮瘤是最常见的胸膜肿瘤之一，但它仍然属于相对罕见的病例。及早地发现和明确肿瘤类型对于制定合适的治疗方案至关重要。长期接触石棉的人员应格外警惕胸膜间皮瘤的风险。

3.2.10　胸膜肿瘤怎么治疗？

胸膜肿瘤的治疗方式因肿瘤性质、患者病情以及个体差异而有所不同。一般而言，治疗手段包括手术、放疗和化疗等多方面的综合治疗。

（1）手术治疗。对于一些局限性、良性的胸膜肿瘤，手术切除是常见的治疗方法。通过手术可以尽可能地切除肿瘤，这对于提高患者的生存率和改善症状都有积极作用。对于局限型的胸膜间皮瘤，手术通常是首选治疗方式。

（2）放疗。放射治疗利用高能射线照射肿瘤细胞，以抑制其生长。对于一些无法通过手术完全切除的肿瘤，或者术后可能残留的恶性肿瘤，放疗可以作为补充手段，有助于减缓肿瘤的生长。

（3）化疗。化学药物通过静脉注射或口服的方式，进入全身循环，可以抑制癌细胞的生长和分裂。对于胸膜肿瘤，特别是继发性胸膜肿瘤，化疗可以用于控制肿瘤的进展，减轻症状，提高生存率。

（4）局部治疗。针对某些症状，如积液引起的呼吸困难，可以采用胸腔穿刺抽液或胸腔闭式引流术，通过抽取积聚的液体来缓解症状。

值得注意的是，治疗方案需要根据患者的具体情况制定，医生会综合考虑肿瘤的类型、分期、患者的身体状况等因素，以达到最佳的治疗效果。及早发现和诊断，合理选择治疗手段，对于提高治疗效果和生存率至关重要。患者在治疗过程中积极配合医生，保持乐观心态，有助于提高治疗的成功率。

3.2.11　能否预防胸膜肿瘤？

目前来说，胸膜肿瘤的发生受到多种因素的影响，其中一些因素难以避免，但若能对一些生活方式和环境方面的因素进行有效控制，或许能够降低患病风险。

（1）避免接触致癌物质。长期接触某些致癌物质，如石棉、放射性物质、某些化学物质等，被认为是导致胸膜肿瘤的重要原因。因此，避免长时间在这样的环境中工作或居住，减少接触致癌物质的机会，是一种相对可行的预防方法。

（2）戒烟。吸烟与许多癌症的发生都存在密切关系，包括肺癌，而肺癌是导致胸膜继发性肿瘤的主要原因之一。因此，戒烟是降低肺癌和胸膜肿瘤风险的有效途径。

（3）注重职业健康。对于某些职业，如建筑工人、石棉工人等，由于工作环境中存在较多的致癌物质，建议佩戴适当的防护装备，遵循职业安全规范，减少职业暴露的可能性。

（4）定期体检。定期进行身体检查，尤其是对于有潜在致癌物质暴露风险的人群，有助于早期发现问题，提高治疗的成功率。

（5）维持健康生活方式。保持良好的生活习惯，包括均衡饮食、适度运动、规律作息等，有助于提升免疫系统功能，降低患病的风险。

尽管目前无法完全预防胸膜肿瘤的发生，但通过上述预防方法，可以在一定程度上降低患病的风险。重要的是，个体在生活中应该保持警惕，及时就医，以确保在面对潜在健康风险时能够采取适当的措施。

3.2.12 怎么会得胸膜肿瘤？

胸膜肿瘤的发生通常涉及多种复杂因素，而且并非单一原因可导致。以下是一些可能与胸膜肿瘤发生相关的因素：

（1）长期暴露于致癌物质。与石棉、放射性物质、某些化学物质等长期接触，尤其是长期处于这样的工作环境中，是胸膜肿瘤的一个主要危险因素。这些物质可能在呼吸过程中被吸入，随着时间的推移，可能引发异常细胞生长。

（2）吸烟。吸烟与许多癌症的发生都存在密切关系，包括肺癌，而肺癌是导致胸膜继发性肿瘤的主要原因之一。烟草中的有害物质可能通过呼吸道进入肺部，最终影响胸膜。

（3）遗传因素。个体遗传背景也可能在一定程度上影响患上胸膜肿瘤的风险。如果家族中有肺癌或其他相关癌症的病例，个体可能具有较高的患病风险。

（4）其他癌症的转移。胸膜肿瘤还可以是其他部位癌症的转移，特别是肺癌、乳腺癌、胃癌等。当这些癌细胞通过血液或淋巴系统到达胸膜区域时，就可能形成转移瘤。

（5）腹膜间皮瘤。腹膜间皮瘤是一种罕见的肿瘤，但它有时可以扩散到胸膜区域，导致胸膜肿瘤的发生。

（6）年龄和性别。胸膜肿瘤通常在中老年人中更为常见，而且男性相较于女性更容

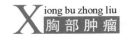
易患上。

尽管这些因素可能增加患胸膜肿瘤的风险，但并非每个受到这些因素影响的人都会患病。预防胸膜肿瘤的最佳方式是采取健康的生活方式，避免与致癌物质接触，定期检查，及时就医，以便在疾病早期发现并采取适当的治疗。

3.2.13　原发性胸膜肿瘤与继发性胸膜肿瘤有什么区别？

原发性胸膜肿瘤和继发性胸膜肿瘤是两种不同性质的疾病，它们在起源、发展和治疗方面都存在一些关键的区别。

原发性胸膜肿瘤是指肿瘤最初在胸膜上形成，而不是由其他部位的癌症扩散到胸膜区域。原发性胸膜肿瘤较为罕见，其中最典型的一种是胸膜间皮瘤。这类肿瘤可能由胸膜上的间皮细胞发展而来，而其生长可能受到一些致癌因素（如石棉暴露）的影响。原发性胸膜肿瘤通常会以胸膜局部肿块或胸腔积液的形式呈现。

继发性胸膜肿瘤是指肿瘤最初在身体的其他部位形成，然后通过血液、淋巴系统或直接扩散到胸膜区域。最常见的继发性胸膜肿瘤是由肺癌、乳腺癌、胃癌等其他癌症转移到胸膜造成的。在这种情况下，胸膜肿瘤的特点可能与原发癌症相似，因为它们实质上是癌症在胸膜上的扩散。

二者之间的区别有：

（1）起源。原发性胸膜肿瘤最初在胸膜上形成，而继发性胸膜肿瘤则是由其他部位的癌症扩散到胸膜。

（2）发病机制。原发性胸膜肿瘤的形成可能与局部环境和遗传因素有关，而继发性胸膜肿瘤的发展与其他部位癌症的恶性程度和扩散能力有关。

（3）临床表现。虽然两者都可能导致胸膜区域的症状，但具体的症状和体征可能会因肿瘤的类型和来源而有所不同。

（4）治疗方法。由于原发性胸膜肿瘤与继发性胸膜肿瘤在生物学行为上存在显著差异，因此它们的治疗方法也会有所不同。治疗计划通常需要根据具体情况进行个体化制定。

总体而言，了解肿瘤的起源对于确定最佳治疗方案和预后具有重要意义。无论是原发性胸膜肿瘤还是继发性胸膜肿瘤，早期诊断和综合治疗对患者的生存和生活质量都至关重要。

3.2.14　为什么有的胸膜转移瘤可以手术，有的不手术？

为什么有的胸膜转移瘤可以手术，有的不手术呢？这涉及肿瘤的性质、患者的整体状况以及医学团队的专业判断。

胸膜转移瘤是原发癌症在身体其他部位形成后，通过血液或淋巴系统传播到胸膜区域的一种情况，是否进行手术取决于瘤的性质。一些转移瘤可能相对较小、局限，并且对周围组织的侵袭性较低，这样的情况下，医生可能会考虑手术切除。这有助于减轻患者的症状，阻止肿瘤的进一步扩散，同时提高治疗效果。

需要注意的是，并非所有的胸膜转移瘤都适合手术。有时，转移瘤可能较大，或者已经扩散到胸腔深处，这样的情况下手术的风险会增加。此外，患者的整体健康状况也是考虑手术的重要因素。如果患者存在其他健康问题，手术可能对其构成更大的风险，医生可能会选择其他治疗方式，如化疗、放疗等。

医学团队的专业判断也至关重要。通过综合考虑肿瘤的性质、患者的整体健康状况以及手术的风险和益处，医生会制定个体化的治疗方案。有时候，手术可能是综合治疗计划的一部分，通过手术与其他治疗方式的综合运用，以达到更好的效果。

总的来说，胸膜转移瘤是否进行手术需要医生进行全面评估，并根据个体情况做出科学的决策，以确保患者能够获得最合适的治疗。

3.2.15　胸膜转移瘤意味着原发肿瘤到了什么阶段？

胸膜转移瘤通常意味着原发癌症已经进展到比较晚期的阶段。为了理解这一点，我们可以从癌症发展的几个阶段来解释。

癌症起源于体内某个组织的异常细胞增殖，这些异常细胞形成了原发肿瘤。在癌症的早期阶段，原发肿瘤通常相对较小，可能局限在某个器官或组织中。这时，癌细胞可能还没有扩散到身体其他部位。

随着时间的推移，癌症可能逐渐发展到更为恶性的阶段。原发肿瘤的细胞可能发生变异，从而更具侵袭性和扩散性。在这个阶段，癌细胞可以通过血液或淋巴系统传播到身体的其他区域，形成所谓的转移瘤。

胸膜转移瘤就是原发肿瘤的癌细胞通过血液或淋巴系统到达胸膜区域，并在那里形成新的瘤结节。因此，当医生在患者的胸膜上发现转移瘤时，通常表示原发癌症已经向身体其他部位扩散，进入到晚期阶段。

胸膜转移瘤的出现可能会影响患者的症状，例如导致胸腔积液、呼吸困难等。治疗胸膜转移瘤通常需要全面考虑，包括原发癌症的类型、患者的整体健康状况以及可能的治疗选择。

总的来说，胸膜转移瘤的出现往往反映了原发癌症的恶化，因此在这个阶段，医疗团队通常会采取更为综合和个体化的治疗方案。

3.2.16 胸膜转移瘤有哪些治疗方法？

胸膜转移瘤的治疗方法取决于多个因素，包括原发癌症的类型、患者的整体健康状况以及转移瘤的具体情况。以下是一些常见的治疗方法：

（1）手术治疗。对于一些局限性的胸膜转移瘤，可能会考虑手术切除。手术的目的是尽可能去除转移瘤，减轻症状，并提高患者的生存率。然而，手术并非对所有患者都适用，因为它要求患者的整体健康状况较好。

（2）化疗。化疗是使用药物来杀死癌细胞或抑制其生长的一种治疗方法。对于胸膜转移瘤，化疗可以通过静脉注射或口服给药进行。化疗通常是全身性的治疗，因此可以影响到全身的癌细胞，包括转移瘤。

（3）放疗。放疗利用高能射线照射癌细胞，以抑制其生长。对于胸膜转移瘤，局部放疗可以控制肿瘤的生长，减轻症状，缓解疼痛。放疗通常通过外部照射的方式进行。

（4）靶向治疗。目前，针对特定的癌细胞分子靶点，已经研发出一些靶向治疗药物，这些药物可以更精确地作用于癌细胞，减少对正常细胞的损伤。靶向治疗通常是根据癌细胞的分子特征进行个体化的治疗。

（5）免疫疗法。免疫疗法通过激活患者自身的免疫系统来攻击癌细胞。这包括使用免疫检查点抑制剂、CAR-T细胞疗法等。免疫疗法在一些癌症治疗中取得了显著的成果，但对于胸膜转移瘤的应用仍在研究中。

需要强调的是，治疗方案应该由医疗团队根据患者的具体情况制定，而且可能需要综合应用多种治疗手段以达到最佳效果。同时，患者与医生之间的充分沟通和共同决策也是治疗过程中的重要一环。

3.2.17 怎么判断胸膜肿瘤是原发胸膜肿瘤还是胸膜转移瘤？

首先，我们要了解这两者的区别。原发胸膜肿瘤是指最初就在胸膜上形成的肿瘤；而胸膜转移瘤则是来自身体其他部位的癌细胞，通过血液或淋巴系统传播到胸膜上形成的肿瘤。

医生通常采用以下方法来判断肿瘤的性质：

（1）影像学检查。医生会使用X线、CT扫描、MRI等影像学技术来观察肿瘤的位置、大小和形态。原发胸膜肿瘤可能表现为在胸膜上的局部生长，而转移瘤则可能表现为多个散在的结节。

（2）组织活检。通过穿刺或手术获取肿瘤组织样本，然后进行病理学检查，能够帮助医生确定肿瘤的类型和来源。原发胸膜肿瘤的组织可能显示出与胸膜细胞相关的特征，而转移瘤则显示出来自原发癌症的特定细胞类型的相关特征。

（3）肿瘤标记物检测。检测血液中的特定标记物，这些标记物可能与特定类型的肿瘤相关。原发胸膜肿瘤和转移瘤的标记物可能表现出不同的特征。

（4）临床病史。分析患者的病史，包括既往病史和症状，有助于医生初步判断肿瘤的性质。例如，如果患者已经有了原发癌症的历史，胸膜上新发现的肿瘤更有可能是转移瘤。

以上这些方法的综合运用有助于医生准确判断肿瘤的性质，为制定合理的治疗方案提供重要依据，而及时的诊断有助于更好地应对肿瘤问题。

3.2.18　CT 提示胸膜增厚是胸膜长肿瘤了吗？

胸膜增厚在 CT 检查中是一种常见的现象，但这并不一定意味着肿瘤。胸膜是覆盖在肺部和胸腔内壁上的一层薄膜，其增厚可能是由多种原因引起的。

首先，炎症是导致胸膜增厚的一种常见原因。当肺部受到感染或其他炎性过程影响时，周围的胸膜可能会出现增厚，这是身体对抗病原体的一种自然反应。

其次，胸膜增厚也可能与某些自身免疫性疾病有关，如结缔组织病变、类风湿性关节炎等。此时，免疫系统会攻击正常组织，包括胸膜，可能导致其增厚。

此外，肿瘤也是引起胸膜增厚的原因之一。但要强调的是，胸膜增厚并不能明确指示肿瘤的存在。增厚可能是由于肿瘤的浸润，也可能是由于上述的其他原因。

为了确定增厚的原因，医生通常会综合考虑患者的病史、临床症状，以及其他检查结果。可能需要进行进一步的检查，例如胸腔穿刺、活检或其他影像学检查，以确定是否存在肿瘤以及肿瘤的性质。

总的来说，CT 提示的胸膜增厚需要综合考虑多方面的信息，而不能仅仅根据这一发现就下定论。及时的医学评估和检查是确诊和制定适当治疗方案的关键。

3.2.19　胸膜肿瘤手术后会复发吗？

胸膜肿瘤手术后是否会复发是一个复杂而多面的问题。首先，需要了解肿瘤的性质，以及手术的彻底程度。胸膜肿瘤分为原发性和继发性，包括良性和恶性。手术是一种常见的治疗方式，但不同类型的肿瘤和手术的彻底程度会影响复发的概率。

对于良性肿瘤，如胸膜囊肿，手术通常能够完全切除，复发的可能性相对较低。这些肿瘤一般生长缓慢，手术后患者通常能够得到良好的康复。

对于恶性肿瘤，如胸膜间皮瘤，手术的复发风险较高。这是因为这类肿瘤可能具有侵袭性，难以完全切除，而且在手术后可能残留微小的肿瘤细胞，导致术后复发的可能性增加。

此外，胸膜肿瘤的复发还受到个体差异和综合治疗策略的影响。一些患者可能对手术和其他治疗方式反应良好，降低了复发的风险；而另一些患者可能由于肿瘤的生物学特性或身体状况而面临更高的复发风险。

需要强调的是，胸膜肿瘤的治疗通常需要一个多学科的团队，其中包括外科医生、肿瘤学家、放射治疗专家等，他们会根据患者的具体情况为其量身定制治疗方案，可能包括手术、放疗、化疗等综合治疗手段，以最大限度地减少复发的风险。

总体而言，胸膜肿瘤手术后是否会复发是一个复杂的问题，取决于多个因素，包括肿瘤类型、手术彻底程度以及个体差异等。及时的随访和定期的医学检查对于发现可能的复发迹象非常重要。

3.3

胸膜间皮瘤

3.3.1　胸膜间皮瘤分良恶性吗?

胸膜间皮瘤可以分为良性和恶性两种类型。

良性胸膜间皮瘤通常是一种比较局限的肿瘤，生长缓慢，绝大多数呈现良性表现。这种类型的瘤体通常被包膜包裹，形状也较规则。患者可能没有症状，或者可能有轻微的症状，如咳嗽、胸痛等。对于良性胸膜间皮瘤，手术切除通常是有效的治疗方法，而患者的预后也相对较好。

恶性胸膜间皮瘤则是一种恶性肿瘤，其生长比较快，对周围组织有广泛侵袭，并且有可能远处转移。患者可能出现严重的症状，如呼吸困难、胸痛、大量胸腔积液等。这种类型的胸膜间皮瘤通常与长期接触石棉有关。治疗方面相对较困难，手术切除范围大，术后复发率高，因此多采用姑息性治疗，如放疗、化疗等，来缓解症状和延缓病程。

因此，胸膜间皮瘤的性质是否为恶性，直接关系到患者的治疗和预后。及早地诊断和治疗对于提高患者的生存期和生存质量至关重要。

3.3.2 导致患胸膜间皮瘤的危险因素是什么？

导致患胸膜间皮瘤的主要危险因素之一是长期与石棉接触。石棉是一种自然矿物纤维，曾在建筑、造船和其他工业中广泛使用。吸入石棉纤维可能导致严重健康问题，包括胸膜间皮瘤。

石棉纤维在呼吸道中停留时可引起炎症，并慢慢积聚在胸膜上。这些纤维刺激胸膜细胞，可能导致细胞异常增殖，最终形成胸膜间皮瘤。值得注意的是，胸膜间皮瘤的发病潜伏期通常较长，可能需要数十年的时间。

除了石棉，还有其他一些潜在的危险因素，如毛沸石粉末、亚硝胺、玻璃纤维、氧化钍、铍和放射线等，可能增加患胸膜间皮瘤的风险。

因此，减少接触这些潜在危险因素，特别是石棉，是预防胸膜间皮瘤的重要措施之一。对于曾在具有这些物质的环境中工作或居住的人，定期体检、保持良好的呼吸卫生以及采取必要的防护措施都是非常重要的预防手段。

3.3.3 怎么分辨良性与恶性胸膜间皮瘤？

胸膜间皮瘤是一种来源于胸膜组织的肿瘤，分为良性和恶性两种类型。要分辨良性与恶性胸膜间皮瘤，通常需要综合运用临床、病理学和影像学等多方面的信息。

首先，良性和恶性胸膜间皮瘤在临床表现上有一些区别。良性瘤病变生长较缓慢，症状可能较轻，有时甚至可能没有症状；而恶性瘤通常生长较快，症状相对突出，可能包括胸痛、气短、咳嗽等。

其次，通过病理学检查可以观察到肿瘤细胞的形态和结构。良性胸膜间皮瘤的细胞通常呈规则排列，细胞核较小，有较为清晰的边界；而恶性瘤则呈现出细胞异型性，细胞核较大，核的形状和大小可能不规则，有核分裂等异常现象。

此外，影像学检查也是重要的辅助手段。胸部 X 线、CT 扫描和 MRI 等技术可以显示肿瘤的形状、大小、位置以及其是否侵犯周围的结构。恶性胸膜间皮瘤往往呈现为肿块较大、侵犯范围广泛；而良性瘤则可能较小、形态较规则。

总体而言，通过对临床、病理学和影像学等信息的综合分析，医生可以更准确地判断胸膜间皮瘤是良性还是恶性。

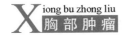
3.3.4　CT上良性胸膜间皮瘤是什么样子的?

在CT上,良性胸膜间皮瘤呈现出一些特征性的影像学表现,能够帮助医生进行初步判断。但要注意的是,虽然这些特点有助于区分良性胸膜间皮瘤与其他疾病,但最终的确诊仍需要结合其他检查和医学评估。

良性胸膜间皮瘤在CT图像上通常呈现为圆形或椭圆形的软组织肿块。这种肿块边缘较为清晰,轮廓规整,与周围结构有一定的分隔。在密度方面,它可能介于软组织和脂肪之间,显示为均匀一致的影像。

同时,在增强扫描中,良性胸膜间皮瘤通常不会显著吸收造影剂,这表现为病变的增强程度相对较低。这与一些其他病变(如肺癌)在增强扫描中可能表现出明显的吸收造影剂的情况形成对比。

此外,良性胸膜间皮瘤在CT上可能呈现为局限性的胸膜增厚,而非广泛的浸润。这种增厚可能在肺组织附近形成一块较小的区域,而非累及整个胸膜。

总的来说,CT上的良性胸膜间皮瘤通常表现为边缘清晰、均匀一致、增强程度较低的软组织肿块,伴随着局限性的胸膜增厚。这些特征有助于医生初步判断病变的性质,但最终的确诊仍需要结合其他临床资料和专业检查。因此,患者在发现异常情况时应及时就医,接受全面的医学评估。

3.3.5　良性胸膜间皮瘤一般有什么症状?

良性胸膜间皮瘤通常在早期并不引起明显的症状,而在病变较大或对周围组织有一定影响时,患者可能出现一些症状。以下是一些可能与良性胸膜间皮瘤相关的症状:

(1)胸痛。良性胸膜间皮瘤可能导致局部胸膜的受压或刺激,引起胸痛或不适感。这种疼痛通常是持续性的,但可能不如那些与恶性肿瘤相关的疼痛剧烈。

(2)呼吸困难。若肿瘤较大,可能会影响到周围的肺组织,导致呼吸困难或气短感。

(3)胸腔积液。良性胸膜间皮瘤可能导致局部胸膜产生过多的液体,引起胸腔积液。这可能导致患者感到胸闷、呼吸急促,有时可能出现咳嗽。

(4)咳嗽。在一些情况下,肿瘤可能对周围组织产生刺激,导致咳嗽的出现,尤其是当肿瘤影响到气道或刺激呼吸道黏膜时。

(5)体重下降。长时间的不适可能导致患者食欲下降,从而导致体重减轻。

值得注意的是,这些症状并不具有特异性,也可能与其他一些疾病有关。如果患者出现以上症状或有其他异常体征，建议及时就医，进行专业的检查和诊断，以明确病因并制定合适的治疗方案。

3.3.6　良性胸膜间皮瘤怎么治疗？

良性胸膜间皮瘤的治疗通常取决于其性质、大小以及是否引起症状。以下是一些常见的治疗方式：

（1）观察与随访。对于小且没有引起症状的良性胸膜间皮瘤，医生可能会选择采取观察与随访的策略。定期的医学影像检查，如 X 线或 CT 扫描，可以帮助医生监测病变的发展，确保没有明显的恶变。

（2）手术切除。如果胸膜间皮瘤较大、症状显著或存在恶性发展的迹象，医生可能会建议手术切除。手术的目的是完全清除肿瘤组织，以防止再生和复发。手术通常是通过胸腔镜或开胸手术进行的，具体取决于肿瘤的位置和大小。

（3）胸腔穿刺抽液。如果良性胸膜间皮瘤导致胸腔积液，医生可能会进行胸腔穿刺抽液的操作，以减轻患者的症状。即通过引导针管穿过胸壁将积液抽取出来，以缓解呼吸困难和胸痛等不适。

（4）姑息性治疗。对于一些不适合手术的患者，或手术风险较高的情况下，医生可能采用姑息性治疗，包括放疗、化疗或其他支持性治疗手段，以缓解症状和提高生活质量。

（5）药物治疗。在一些情况下，医生可能考虑使用药物治疗，尤其是对于那些不能进行手术的患者。如使用一些抗癌药物或其他药物，以抑制肿瘤的生长和扩散。

总体而言，治疗选择将根据患者的具体情况进行个性化确定。患者应与医生充分沟通，了解治疗的利弊，共同制定最适合自己的治疗计划。定期的随访和监测对于确保良性胸膜间皮瘤的有效管理至关重要。

3.3.7　良性胸膜间皮瘤切除后会复发吗？

良性胸膜间皮瘤一般被认为是生长缓慢、不具有侵袭性的肿瘤，切除后通常能够有效地控制病情。手术的目的是完全清除肿瘤组织，减少再生和复发的可能性。然而，其复发的几率并非为零。

其复发的原因可能包括手术时未能完全切除肿瘤、肿瘤具有一定的恶性潜力，或者癌细胞在手术后的生长过程中发生了变异。因此，术后的定期随访和监测是非常重要的，可以通过医学影像检查（如 X 线或 CT 扫描）来观察是否有新的病变或肿瘤再生。

需要强调的是，即使复发，良性胸膜间皮瘤通常仍然生长缓慢，不如恶性肿瘤那样具有侵袭性。在大多数情况下，及时采取合适的治疗措施，如再次手术或其他姑息性治疗，可以有效控制病情，提高患者的生活质量。

总体而言，良性胸膜间皮瘤的复发风险相对较低，但患者仍应密切关注身体状况，配合医生进行定期随访，以确保及时采取必要的措施。及时治疗和良好的医疗管理对于减少复发风险和提高患者生存率至关重要。

3.3.8 为什么良性胸膜间皮瘤会合并低血糖?

良性胸膜间皮瘤合并低血糖的情况并不常见，但一些罕见的病例中确实出现了这一现象。通常，这与瘤体产生一些生理活性物质有关，其中最常见的是胰岛素样生长因子。良性胸膜间皮瘤的细胞可能分泌这种生长因子，它可以模拟胰岛素的效果，促使体内细胞摄取和利用葡萄糖，导致血糖水平下降。这种情况下，身体对葡萄糖的利用速度超过了正常水平，导致低血糖（血糖过低）。

低血糖可能会引起一系列症状，如头晕、乏力、出汗、心悸等。对于患有良性胸膜间皮瘤的患者，如果出现低血糖症状，应及时就医。医生可能会进行血糖监测、瘤体生物学特性分析等检查，以制定合适的治疗计划。

虽然这种情况相对罕见，但患者和医生都应对可能的并发症保持警惕。治疗方案可能包括手术切除瘤体、药物治疗以及其他针对低血糖症状的支持性措施。密切监测和及时治疗是维护患者健康的关键。

3.3.9 合并低血糖的良性胸膜间皮瘤手术后低血糖能好吗?

合并低血糖的良性胸膜间皮瘤经手术治疗后，通常能够改善低血糖状况，但具体效果因个体差异而有所不同。

胸膜间皮瘤是一种罕见的良性肿瘤，但它可能会导致低血糖症状，即肿瘤可能会分泌胰岛素样生长因子，从而引起血糖异常。手术是主要的治疗方式，通过切除或减小肿瘤来纠正这一异常生理过程。

手术后，大多数患者的低血糖症状会显著减轻。切除了分泌异常胰岛素样物质的肿瘤，胰岛素释放得到调整，有助于维持正常的血糖水平。这意味着患者可能不再经历低血糖引起的症状，如头晕、出汗、乏力等。

需要注意的是，每个患者的情况都是独特的，术后的康复过程可能因个体差异而有所不同，有时可能需要一些时间来适应新的生理状态。医生通常会密切监测患者的血糖水平，确保它在手术后逐渐趋于正常。

总体而言，手术治疗对于合并低血糖的良性胸膜间皮瘤患者是一种有效的方法，有望改善症状，提高生活质量。而手术的效果可能因人而异，因此患者需与医生密切合作，进行定期随访和检查，以确保术后的康复状况良好。

3.3.10　良性胸膜间皮瘤被肺包裹的话需要切肺吗？

良性胸膜间皮瘤被肺包裹时，是否需要切除部分肺组织取决于肿瘤的具体位置及其与肺的关系。

胸膜间皮瘤通常发生在胸膜上，而在肿瘤被肺包裹的情况下，医生会根据肿瘤的大小、位置及其对周围组织的影响来决定是否需要切除部分肺组织。

如果胸膜间皮瘤与肺表面相邻但未侵入肺实质，而且手术切除后不影响肺的正常功能，可能只需切除肿瘤周围的胸膜组织，而不必切除肺组织。

当然，如果胸膜间皮瘤侵犯了肺组织，医生可能需要切除这部分肺组织以确保彻底清除肿瘤。这样的手术可能会影响患者的呼吸功能，但医生通常会力求最大限度地保留健康的肺组织，以维持患者的正常呼吸功能。

手术后，患者可能需要一定的康复时间以适应新的生理状态。医生会根据手术的具体情况为患者设计个体化的术后护理计划，并密切监测患者的呼吸功能和整体康复情况。

总体而言，手术决策取决于多个因素，包括肿瘤的性质、大小、位置以及与周围组织的关系。医生会在手术前充分评估这些因素，为患者提供最合适的治疗方案。

3.3.11　良性胸膜间皮瘤可以完整切除吗？

良性胸膜间皮瘤通常可以通过手术完整切除。手术的目标是彻底清除肿瘤，同时尽量保留健康的组织和器官，以维持正常的生理功能。

对于良性的、局限性的胸膜间皮瘤，一般来说，完整切除是可行的。医生会在手术前充分评估肿瘤的性质、大小、位置以及其与周围组织的关系，制定出合适的手术方案。

在手术中，医生会尽可能地切除整个肿瘤，同时保持周围组织的完整性。这可能需要切除一部分胸膜组织，以确保没有残留的肿瘤组织。在手术过程中，医生可能使用显微镜等工具来更精细地操作，以提高手术的精确度。

良性胸膜间皮瘤的完整切除通常是治疗的关键，因为这可以降低复发的风险。术后，患者可能需要进行一定的康复训练和随访，以确保身体充分适应手术后的状态，并及时发现任何潜在的问题。

值得注意的是，手术适应证和具体方案会因个体情况而异，医生会根据患者的健康状况和肿瘤特点做出最佳的治疗决策。因此，在面临手术决策时，与医生充分沟通并了解治疗计划是非常重要的。

3.3.12 良性胸膜间皮瘤不能开刀的话怎么治疗？

如果良性胸膜间皮瘤不能通过手术切除，医生会考虑其他治疗选项。虽然手术是主要的治疗手段，但有些情况下，患者可能因为身体状况或其他原因不适合手术。在这种情况下，医生可能会考虑以下治疗方法：

（1）姑息性治疗。通过减轻症状、提高生活质量来改善患者的病情。这可能包括利用胸腔穿刺抽液、胸膜固定术等方法，帮助缓解胸痛、呼吸困难等不适症状。

（2）化疗。良性胸膜间皮瘤对化疗的敏感性相对较低，但在一些情况下，医生可能会考虑使用化疗药物，如铂类药物，以抑制肿瘤的生长。

（3）放疗。放疗可以通过高能射线照射肿瘤区域，阻止癌细胞的分裂。在一些情况下，放疗也可用于减轻症状和控制肿瘤的生长。

（4）其他药物治疗。某些药物可能有助于缓解症状，例如非甾体抗炎药、止痛药等。

（5）定期随访。对于无法手术的患者，定期的医学随访非常重要。医生会密切监测患者的病情，及时调整治疗计划，确保患者在治疗过程中保持良好的生活质量。

治疗方案的选择将取决于患者的整体健康状况、肿瘤的性质和症状的严重程度。在制定治疗计划时，医生会与患者充分沟通，共同决定最合适的治疗方式。

3.3.13 良性胸膜间皮瘤开刀后需要放化疗吗？

良性胸膜间皮瘤在手术切除后通常不需要进行放化疗。良性肿瘤是指不具有侵袭性和扩散性的肿瘤，手术通常可以完整切除，且患者的预后较好。

手术切除的目的是彻底去除肿瘤，减轻症状，避免复发。由于良性肿瘤不倾向于侵犯周围组织或远处扩散，所以术后一般不需要进行进一步的放疗或化疗。手术本身已经提供了很好的治疗效果，而且良性肿瘤的复发风险较低。

当然，每个患者的病情都是独特的，医生会根据具体情况制定个体化的治疗计划。在一些特殊情况下，医生可能会考虑采用放疗或化疗进行辅助治疗，但这通常是在术后复查发现异常或有复发风险的情况下。

总体而言，良性胸膜间皮瘤手术切除后的治疗方案更倾向于观察和随访，确保患者术后康复良好。患者术后应定期接受医学检查，以及时发现并处理任何可能的复发迹象或其他问题。医生会根据术后检查结果和患者的整体情况，决定是否需要采取额外的治疗手段。

3.3.14　局限型恶性胸膜间皮瘤一般有什么症状？

局限型恶性胸膜间皮瘤通常表现出一系列症状，这些症状可能会影响患者的呼吸系统和整体健康。以下是一些常见的局限型恶性胸膜间皮瘤症状：

（1）呼吸困难。肿瘤累及胸膜，可导致胸腔积液和胸膜增厚，影响肺部正常功能，引起呼吸不畅。

（2）胸痛。患者可能经历剧烈的胸痛，尤其是在深呼吸或咳嗽时，这是肿瘤侵犯胸膜并刺激神经末梢引起的。

（3）咳嗽。肿瘤的存在可能刺激气道，导致患者出现咳嗽的症状。

（4）胸腔积液。肿瘤影响了胸膜的正常功能，可能导致胸腔积液，使患者感到胸闷，甚至有时咳出血性痰。

（5）体重下降。由于肿瘤的存在，患者可能出现食欲不振，导致体重下降。

（6）疲劳感。胸膜间皮瘤可能导致全身炎症反应，引起患者感到疲劳、乏力。

（7）发热。一些患者可能出现发热，这是炎症反应或肿瘤导致的全身不适。

这些症状的出现可能因个体情况而异，而且在疾病的早期阶段可能并不明显。由于这类症状可能与其他肺部或心脏疾病相似，对于出现呼吸系统问题的患者，及早进行医学检查和咨询非常重要，有助于及时明确病因并制定合理的治疗方案。

3.3.15　局限型恶性胸膜间皮瘤怎么治疗？

局限型恶性胸膜间皮瘤的治疗方法主要包括手术切除、放疗和化疗等。

（1）手术切除。对于局限型恶性胸膜间皮瘤，主要的治疗手段是手术切除。这一过程通常涉及切除受累的胸膜组织，以及可能受到侵犯的周围组织。手术的目的是尽可能彻底地清除肿瘤，提高治疗效果。

（2）放疗。放疗是使用高能辐射来杀灭或控制癌细胞的方法。对于胸膜间皮瘤，放疗可以在手术前、手术后以及作为独立治疗手段使用。它有助于减轻症状，控制肿瘤生长，减少术后复发的风险。

（3）化疗。化疗是使用药物来杀灭或抑制癌细胞的生长。对于胸膜间皮瘤，化疗通常作为辅助治疗，与手术和放疗结合使用，以提高治疗效果。化疗可以通过口服药物或静脉注射的方式进行。

（4）术后随访和监测。手术后，患者需要接受定期的随访和监测，以确保病情的稳定和早期发现任何可能的复发迹象。这包括影像学检查（如 CT 扫描）、血液检查以及评估患者的一般健康状况。

综合治疗方案的选择会受到患者的整体健康状况、肿瘤的大小和位置以及病理学类型等多方面因素的影响。医生会根据个体情况，制定最合适的治疗计划，以提高治疗效果和生存率。患者和医疗团队之间的密切沟通也是取得良好疗效的重要因素。

3.3.16 局限型恶性胸膜间皮瘤患者的生存期如何？

局限型恶性间皮瘤患者的生存期取决于肿瘤是否能够彻底切除。如果能够彻底切除，通过手术切除，术后再给予放疗或者化疗，长期存活率较好；肿瘤不能完全切除的患者，其预后则较差。所以如果出现症状尽早联系医生制定合理的治疗方案至关重要。

3.3.17 局限型恶性胸膜间皮瘤手术后需要辅助治疗吗？

对于局限型恶性胸膜间皮瘤，手术后的辅助治疗通常包括放疗和化疗。辅助治疗有助于提高治疗效果和降低术后复发的风险。

手术后的放疗是一种常见的辅助治疗方式。放疗通过使用高能辐射来杀灭手术中可能残留的癌细胞，减少复发的可能性。放疗还可以缓解症状，控制病情，提高患者的生存率。

化疗是使用药物来杀灭或抑制残余的癌细胞。即使通过手术切除了部分肿瘤，微小的癌细胞仍然可能存在。化疗通过血液循环将药物输送到全身，有助于清除这些残余的癌细胞，降低术后复发的风险。

辅助治疗的具体方案会因患者的病情、肿瘤的病理学类型以及手术切除的彻底程度而有所不同。医生会根据个体情况为患者制定最合适的治疗计划。同时，患者在接受治疗的过程中需要密切关注身体的反应，及时向医生反馈任何不适，以便进行及时的调整和管理。

重要的是，患者在手术后的辅助治疗期间，需要保持积极的生活态度，合理膳食，保持良好的营养状态，以提高免疫力，有助于身体更好地应对治疗的挑战。医患之间的沟通和合作也是提高治疗效果的关键因素。

3.3.18 不能完整切除的局限型恶性胸膜间皮瘤如何治疗？

对于不能完整切除的局限型恶性胸膜间皮瘤，治疗的方案通常采用手术切除、放疗和化疗的综合应用。

（1）手术切除。在局限型恶性胸膜间皮瘤中，如果肿瘤无法完整切除，仍然可以考虑手术，手术的目标是尽可能减少肿瘤的体积，缓解相关症状，并提高患者的生存质量。当然，在某些情况下手术无法切除全部肿瘤，因此需要综合采用其他治疗手段。

（2）放疗。放疗是常用于不能完整切除的局限型恶性胸膜间皮瘤的治疗方法之一。放疗使用高能辐射，可以瞄准照射残留的癌细胞，减缓它们的生长，以缓解症状并提高患者的生存率。

（3）化疗。化疗在这种情况下也可能被考虑。通过使用化疗药物，抑制或杀死癌细胞，减缓肿瘤的发展。化疗通常是通过口服或静脉注射给药。

具体治疗方案的选择会受到患者的身体状况、肿瘤的病理学特征、症状的程度等多方面因素的影响。医生会根据患者的整体情况制定最合适的治疗计划，并与患者充分沟通，共同决定治疗方案。

3.3.19 弥漫型恶性胸膜间皮瘤如何确诊？

弥漫型恶性胸膜间皮瘤的确诊通常需要多种医学手段的综合运用。

（1）询问临床症状和病史。医生首先会详细了解患者的症状和病史，包括呼吸困难、胸痛、咳嗽、胸腔积液等；特别关注是否有石棉接触史，因为石棉被公认为与胸膜间皮瘤的发病有关。

（2）影像学检查。包括胸部 X 线、CT 扫描和 MRI 等。这些检查可以显示胸膜的情况，如是否存在胸膜增厚、胸膜下结节、胸腔积液等病变，有助于初步判断病变的性质。

（3）胸腔积液检查。即抽取胸腔积液，进行化验和细胞学检查，看其中是否有癌细胞的存在，有助于判断是否存在胸膜间皮瘤。

（4）病理学检查。通过胸膜组织的活检，可以确定组织学类型，即肿瘤是良性的还是恶性的。可以通过胸腔镜检查或开胸手术获取组织标本，然后进行病理检查。

（5）免疫组织化学检查。这一检查可以帮助鉴别间皮瘤和其他类型的癌症，即通过对组织标本进行特定蛋白的染色，确定细胞的来源。

（6）PET-CT检查。此检查结合了PET扫描和CT扫描，可以更准确地评估病变的活动程度和范围，以及是否有远处转移，有助于制定更精准的治疗方案。

（7）临床分期。通过上述检查的结果，医生可以了解病变的程度和扩散情况，进行临床分期，从而为治疗提供参考。

在确诊后，医生将根据患者的具体情况制定个体化的治疗计划，可能涉及手术、放疗、化疗等综合治疗方式。及早确诊对于胸膜间皮瘤的治疗至关重要，有助于提高治疗效果和延长患者的生存期。

3.3.20 弥漫型恶性胸膜间皮瘤有什么症状？

弥漫型恶性胸膜间皮瘤是一种恶性肿瘤，通常在患者的胸膜上形成多发性结节或肿块。这种疾病的症状可能在早期并不明显，但随着病情的发展，一些常见的症状可能逐渐显现。

（1）呼吸系统症状。由于肿瘤的生长，患者可能出现呼吸困难、气促和咳嗽等症状。这是因为肿块可能侵犯肺部组织，导致肺功能受损。

（2）胸痛。患者可能感到胸部不适或胸痛，这是因为肿瘤刺激了胸膜，引起疼痛感。这种疼痛可能在呼吸或咳嗽时加重。

（3）胸腔积液。弥漫型胸膜间皮瘤的患者胸腔中常常积聚大量液体，导致胸部出现沉重感，甚至可能引起气短。

（4）体重减轻和疲劳。恶性肿瘤可能导致患者体重减轻，因为癌细胞消耗了身体的能量，并影响了食欲。疲劳感也是常见的症状。

（5）发热和盗汗。一些患者可能经历不明原因的发热和盗汗，这可能是身体对肿瘤的免疫反应引起的。

（6）低血糖。一些患者可能会出现低血糖症状，如出汗、眩晕、心慌等。

这些症状的严重程度可能因患者的个体情况而异。由于弥漫型恶性胸膜间皮瘤通常在晚期才被发现，发现时一些症状可能已经相当明显。及早地诊断和治疗对于提高患者的生存率、提高生活质量至关重要。因此，有相关症状的个体，须及时就医，进行全面检查和诊断。

3.3.21　胸痛需要优先考虑得了局限型或弥漫型恶性胸膜间皮瘤吗？

胸痛是一种症状，而不是诊断特定疾病的依据。虽然局限型和弥漫型恶性胸膜间皮瘤可能导致胸痛，但许多其他疾病和状况也可能引起相似的症状。

（1）胸痛可能的原因

① 肺部问题。肺部感染、肺栓塞或肺气肿等肺部问题都可能导致胸痛。

② 心脏疾病。心绞痛、心肌梗死等心脏问题也可能表现为胸痛。

③ 消化系统问题。胃食管反流病、溃疡等消化系统问题有时也表现为胸痛。

④ 肌肉骨骼问题。肌肉拉伤、胸壁炎症等肌肉骨骼问题也可能引起胸痛。

（2）胸痛不一定是癌症

虽然局限型和弥漫型恶性胸膜间皮瘤可能引起胸痛，但这并不是胸痛唯一的原因。一般而言，胸痛可能是由多种潜在原因引起的，需要进行全面的医学评估和检查。

（3）诊断过程

对于胸痛的诊断，医生通常会进行详细的病史询问、体格检查以及必要的实验室和影像学检查。胸痛的确切原因需要根据患者的具体情况来确定。

（4）恶性胸膜间皮瘤的症状

恶性胸膜间皮瘤可能导致呼吸困难、胸腔积液、体重减轻等症状，但这些并非其独有的表现。

（5）就医建议

如果患者经历胸痛或其他不适，及早就医是至关重要的。医生会根据详细的检查结果制定相应的治疗计划。

在发生胸痛时，了解可能的原因并及时就医是关键。但要注意，胸痛不一定意味着得了局限型或弥漫型恶性胸膜间皮瘤，而确切的诊断需要专业医生的评估。

3.3.22　怎么会得弥漫型恶性胸膜间皮瘤？

弥漫型恶性胸膜间皮瘤是一种来源于胸膜的罕见癌症，其主要危险因素之一是石棉暴露，尤其是长期且高强度的暴露。石棉是一种自然矿物纤维，曾被广泛用于建筑和工业制品中，如建筑材料、绝缘材料等。

（1）危险因素

① 职业暴露。从事与石棉相关的工作的人员，如石棉矿工、建筑工人、海军舰艇

维修人员等，容易接触到悬浮在空气中的石棉纤维。

② 环境暴露。在石棉丰富的环境中居住或工作的人员，如石棉矿区或有石棉制品的建筑附近。

③ 家庭暴露。与从事石棉相关工作的人密切接触的人员，可能接触到他们的衣物或皮肤表面附着的石棉纤维。

（2）发病机制

① 慢性炎症与石棉纤维。石棉纤维进入人体后，可能引发慢性炎症反应。慢性炎症会刺激胸膜组织，导致细胞异常增生，最终可能演变为癌症。

② 石棉纤维的致突变作用。研究表明，石棉纤维可能对基因产生影响，诱导细胞发生恶性变异。

（3）预防和注意事项

① 避免石棉接触。避免在未经防护的情况下接触石棉，尤其是在石棉制品制造、施工或清理工作中。

② 使用个人防护措施。从事可能暴露于石棉的职业时，应穿戴适当的防护设备，如口罩、防护服等。

③ 定期体检。对于有石棉接触史的人，须定期进行健康体检，及早发现和干预可能的问题。

④ 注意环境。居住或工作环境中如有石棉制品，应注意保持环境通风，防止纤维飘散。

虽然石棉与弥漫型恶性胸膜间皮瘤之间存在关联，但并非所有暴露于石棉的人都会患上这种癌症。在预防和早期发现方面，注意减少暴露是关键。

3.3.23　弥漫型恶性胸膜间皮瘤可能会合并哪些病症？

弥漫型恶性胸膜间皮瘤是一种罕见而恶性的癌症，它可能引起一系列严重的病症。这些病症的发生通常与癌症的生长和扩散导致胸膜及其周围组织受累有关。

（1）呼吸系统症状。弥漫型恶性胸膜间皮瘤的发展可能导致胸膜增厚、胸膜腔积液，从而引起呼吸系统问题。患者可能出现气短、呼吸急促和咳嗽等呼吸困难症状。

（2）胸痛和不适。胸膜的受累可能导致剧烈的胸痛，这是弥漫型恶性胸膜间皮瘤的常见症状。随着病情的发展，胸痛可能加剧，或在深呼吸、咳嗽时加重。

（3）胸膜积液。弥漫型恶性胸膜间皮瘤可能引起胸膜腔积液，逐渐使胸膜腔充满液体，导致胸膜腔扩张。这会加重呼吸不适，并可能导致胸腔内的压力增加。

（4）全身症状。肿瘤的存在可能导致全身症状，如体重下降、疲劳、食欲下降等。这些症状通常是由于肿瘤对机体整体健康状态的破坏。

（5）恶性胸腔积液。弥漫型恶性胸膜间皮瘤可能导致严重的胸腔积液，积液中可能包含癌细胞，可以通过对胸腔积液的细胞学检查来诊断。

（6）肺受累。癌症的长期发展可能导致肺部受到影响，出现肺功能下降、咯血等症状。

（7）心包受累。癌症扩散到心包可能导致心包炎而引发相应的症状，如心悸、胸痛等。

（8）神经系统症状。在病情进展的情况下，癌症可能扩散到周围组织，压迫周围神经，引发神经系统症状，如肩臂疼痛或感觉异常。

总体而言，弥漫型恶性胸膜间皮瘤引起的病症涉及多个系统，通常需要综合的医学治疗和支持性疗法来缓解症状和提高患者的生活质量。及早发现和治疗是提高治疗效果的关键。

3.3.24　怎么诊断弥漫型恶性胸膜间皮瘤？

弥漫型恶性胸膜间皮瘤的诊断通常需要结合多种方法，以全面了解患者的病情。以下是一般用于诊断这种疾病的常见方法：

（1）病史和体格检查。医生首先会详细询问患者的病史的症状，包括症状的持续时间、发展过程和伴随症状。体格检查时，医生会注意观察患者的呼吸状况、胸痛情况和其他相关体征。

（2）影像学检查。包括 X 线、CT 扫描和 MRI 等，这些检查可以显示胸膜的情况、胸腔积液的程度、肿瘤的位置和大小。这些图像有助于医生初步了解病变的性质。

（3）胸腔积液检查。患者可能需要进行胸腔穿刺，获取胸腔积液样本。通过检测液体中的白细胞、蛋白质和癌细胞可以获得有关病变的信息。

（4）组织活检。确诊弥漫型恶性胸膜间皮瘤通常需要进行组织活检。可以通过胸膜镜检查或手术切除来获取组织样本。活检的结果有助于明确病变的性质，是最可靠的诊断手段。

（5）免疫组织化学检查。对组织样本进行特殊染色和免疫组织化学检查，以确定细胞类型和癌细胞的特异性标志物，有助于区分间皮瘤和其他肿瘤。

综合以上信息，医生能够对弥漫型恶性胸膜间皮瘤进行准确诊断。早期发现和确诊对于及时治疗和提高患者生存率至关重要。医生通常会根据患者的整体状况制定个体化的治疗计划，包括手术、放疗、化疗等多种治疗手段。

3.3.25 弥漫型恶性胸膜间皮瘤会转移到哪儿？

弥漫型恶性胸膜间皮瘤是一种恶性肿瘤，其特点是肿瘤细胞在胸膜上广泛分布，可导致多个部位的转移。这些转移通常发生在肺部及其附近的结构，以及其他胸腔内器官。以下是可能受到影响的一些部位：

（1）肺部。弥漫型胸膜间皮瘤最初常起源于胸膜，但很快就可以向肺部扩散，导致肺组织的受累。这可能会导致呼吸困难、咳嗽和其他与呼吸系统有关的症状。

（2）心包。胸膜覆盖在心脏表面，因此恶性胸膜间皮瘤的细胞也可能侵犯心包，导致心包炎和心包积液，可能引起胸痛和心脏功能受损。

（3）纵隔。弥漫型胸膜间皮瘤还可能扩散到胸腔内的纵隔，影响纵隔器官，可能导致胸痛、吞咽困难和其他与纵隔有关的症状。

（4）膈肌。膈肌是胸腔底部的肌肉，也可能受到侵犯，可能导致呼吸困难和其他与膈肌有关的问题。

（5）其他器官。在疾病的晚期，癌细胞可能通过淋巴或血液系统扩散到其他器官，如肝脏、脾脏或骨骼，导致远处的转移。

这些转移会导致弥漫型恶性胸膜间皮瘤的症状逐渐加重，同时使治疗变得更为复杂。早期发现和综合治疗对于提高患者的生存率和生活质量至关重要。因此，及早进行检查和诊断，以便采取适当的治疗措施，对患者的健康状况非常重要。

3.3.26 弥漫型恶性胸膜间皮瘤怎么治疗？

弥漫型恶性胸膜间皮瘤是一种恶性肿瘤，目前治疗方法相对有限，主要着重于缓解症状、提高生活质量以及延长患者的生存期。治疗的综合性和个体化是关键。

（1）姑息性手术。对于弥漫型胸膜间皮瘤，完全切除通常难以实现，因此，手术往往以姑息性手术为主，旨在减轻症状，如胸腔积液和呼吸困难。手术可能包括胸腔穿刺抽液、胸膜切除术等，目的在于改善患者的生活质量。

（2）放疗。放疗被用于缓解疼痛、减轻呼吸困难和控制肿瘤的生长。它可以通过定向照射来减小肿瘤的体积，减轻相关症状。然而，放疗的效果因人而异，对于某些患者可能并不十分有效。

（3）化疗。化疗是使用药物来杀死或抑制癌细胞的治疗方法。对于弥漫型胸膜间皮瘤，化疗通常用于减缓病情进展，缓解症状。常用的药物包括铂类药物和紫杉醇等。

（4）支持性治疗。针对患者的具体症状进行支持性治疗，包括镇痛、呼吸支持、心理支持等，以提高患者的生活质量。

（5）临床试验。由于弥漫型胸膜间皮瘤的治疗难度极大，一些患者可能会被纳入临床试验。这些试验旨在测试新的治疗方法，可能为未来的治疗提供更多选择。

需要强调的是，由于这种病症的恶性程度大，治疗效果往往有限，对患者及其家人而言，精神和心理的支持同样至关重要。及早地综合治疗和全面的支持体系的介入有助于提高患者的生活质量和延长生存期。

3.3.27 弥漫型恶性胸膜间皮瘤化疗效果如何？

弥漫型恶性胸膜间皮瘤的治疗难度极大，化疗是一种常用的治疗手段。然而，对于这种疾病，化疗的效果因人而异，且通常难以达到彻底治愈的目标。

化疗通过使用药物来抑制癌细胞的生长乃至破坏癌细胞，以减缓疾病的进展、减轻症状、延长患者的生存期。对于弥漫型恶性胸膜间皮瘤，可选择的化疗药物通常包括铂类药物和紫杉醇等。

然而，需要注意的是，弥漫型恶性胸膜间皮瘤患者对化疗的反应并不一致，有一部分患者化疗能够产生一定的积极效果，症状减轻、肿瘤体积缩小，从而生活质量得到改善；而另一部分患者化疗的效果可能有限，或者出现耐药性，导致治疗效果减弱。

化疗常常作为姑息性治疗的一部分，旨在减轻症状和提高患者的生活质量，而非达到完全治愈。对于不同的患者，医生会根据个体情况制定化疗方案，并在治疗过程中密切监测患者的反应，适时调整治疗方案以获得最佳效果。

值得注意的是，由于弥漫型恶性胸膜间皮瘤的复杂性，临床上可能会考虑将患者纳入临床试验，以测试新的治疗方法，为未来的治疗提供更多选择。患者在接受化疗的同时，需与医生密切合作，共同决定最合适的治疗方案，并在治疗过程中及时与医生沟通，以便做出及时的调整。

3.3.28 弥漫型恶性胸膜间皮瘤手术后需要辅助治疗吗？

弥漫型恶性胸膜间皮瘤的治疗方案通常复杂而多样，手术是其中的一种选择。然而，由于这种类型的肿瘤常常扩散广泛，手术往往难以完全切除，因此患者通常需要接受辅助治疗来增强整体的治疗效果。

手术的主要目标是减轻症状、缓解疼痛、减少胸腔积液，并在可能的情况下切除肿瘤。然而，"弥漫"就意味着手术难以完全根治，因此辅助治疗变得至关重要。

辅助治疗的方式主要是放疗，即通过使用高能辐射来抑制癌细胞的生长。放疗有助于减缓肿瘤的进展、缓解症状，特别是对于手术无法完全切除肿瘤的患者较为适用。

化疗也是常见的辅助治疗手段，即通过使用药物来抑制癌细胞的分裂和生长。化疗通常与手术或放疗结合使用，以提高治疗效果。然而，需要注意的是，对于弥漫型胸膜间皮瘤，化疗的效果因人而异，对于有些患者可能作用有限。

在制定治疗计划时，医生会根据患者的具体情况综合考虑各种因素，包括病情的严重程度、患者的整体健康状况和手术的可行性。辅助治疗的目标是提高患者的生存率、缓解症状，并在可能的情况下延长患者的生存期，同时维护患者的生活质量。

患者在接受治疗过程中，需要与医生密切合作，定期进行随访，及时沟通治疗过程中出现的反应和症状，以便医生能够根据患者的具体情况对治疗计划进行调整和优化。

3.3.29　弥漫型恶性胸膜间皮瘤免疫治疗效果如何？

目前，关于弥漫型恶性胸膜间皮瘤的免疫治疗研究仍处于早期阶段，一些初步的研究结果表明，免疫治疗对于这种疾病可能具有一定的潜在效果。

免疫治疗的核心理念是激活患者自身的免疫系统，使其攻击和清除癌细胞。在弥漫型恶性胸膜间皮瘤的免疫治疗中，研究者主要关注免疫检查点抑制剂和疫苗两个方向。

免疫检查点抑制剂是一类药物，可以解除癌细胞对免疫系统的"伪装"，使免疫系统更容易辨认和攻击癌细胞。PD-1和PD-L1是免疫检查点中的两个蛋白，它们的相互作用有助于癌细胞逃脱免疫系统的监测。一些早期的临床试验显示，使用PD-1/PD-L1抑制剂的患者可能在治疗中获得一定程度的益处，但疗效仍需在进一步的研究中确认。

另一方面，研究人员也在研究弥漫型恶性胸膜间皮瘤疫苗的潜在效果。这些疫苗旨在激发免疫系统产生对癌细胞的特异性反应，从而达到控制肿瘤生长的目的。虽然目前的疫苗研究仍处于实验阶段，但初步的结果表明，疫苗可能成为未来弥漫型恶性胸膜间皮瘤治疗的一种有希望的选择。

需要强调的是，免疫治疗并非适用于所有患者，因为其疗效在不同个体中可能存在差异。在采用免疫治疗方案时，医生通常会根据患者的具体情况，包括肿瘤类型、患者的免疫状态和整体健康状况，制定个体化的治疗计划。

总体而言，尽管免疫治疗在弥漫型恶性胸膜间皮瘤治疗中显示出一些潜在的积极迹象，但目前仍需要更多的研究来确立其在临床实践中的确切效果，以及如何更好地结合其他治疗手段提高治疗成功率。患者在考虑免疫治疗时，应与医生进行充分的讨论，并根据个体情况做出明智的治疗选择。

3.3.30 弥漫型恶性胸膜间皮瘤复发概率如何？

弥漫型恶性胸膜间皮瘤的复发概率相对较高，这是因为该病早期，肿瘤往往难以彻底切除，且传统治疗手段的作用相对有限。

首先，弥漫型恶性胸膜间皮瘤通常发现时已经进展到晚期，肿瘤细胞弥漫地分布在胸膜上，且常牵涉多个结构，手术难以切除所有癌细胞，这为肿瘤的复发创造了条件。

其次，由于胸膜间皮瘤对放疗和化疗的敏感性相对较低，这使得患者即便接受了这些治疗，肿瘤仍有可能在疗程结束后重新生长。此外，由于细胞的生物学特性，即使在治疗初期能够取得一定的疗效，但最终仍可能因为癌细胞产生耐药性而失去效果。

尽管目前存在一些新的治疗方法，如免疫治疗等，但弥漫型恶性胸膜间皮瘤的治疗仍然是一个复杂而具有挑战性的问题。因此，在制定治疗方案时，医生和患者需要综合考虑多种因素，包括患者的整体健康状况、肿瘤的生物学特性以及治疗的可行性。

总体而言，弥漫型恶性胸膜间皮瘤的复发概率相对较高，其治疗需要全面考虑多种治疗手段，以期达到最佳的治疗效果。患者在治疗过程中应密切关注身体状况的变化，与医生保持沟通，共同制定有效的治疗方案。

3.3.31 弥漫型恶性胸膜间皮瘤造成患者死亡的原因是什么？

弥漫型恶性胸膜间皮瘤导致患者死亡的原因主要与该疾病的特殊性质和治疗上的挑战性有关。

首先，弥漫型恶性胸膜间皮瘤的特点之一是其具有高度侵袭性，肿瘤细胞广泛分布在胸膜上，并且常常在发现时已经发展到晚期。这导致手术难以切除所有的癌细胞，即便进行了手术，肿瘤仍有可能残留，难以根治。

其次，传统的放疗和化疗对弥漫型胸膜间皮瘤作用有限，这使得治疗过程中肿瘤难以得到有效的控制。即便患者接受了这些治疗，肿瘤仍然可能在疗程结束后重新生长，甚至出现耐药性。

除此之外，该疾病常导致大量的胸腔积液，使得患者呼吸困难，加重了病情的严重程度。胸腔积液的形成不仅限制了肺部的正常功能，还会对心脏造成额外的负担，影响整体循环系统的运作。

总体而言，弥漫型恶性胸膜间皮瘤是一种具有高度侵袭性、难以治愈的癌症。患者在呼吸衰竭、心脏负担加重以及肿瘤的生物学特性导致的复发等多重因素的综合作用下，最终可能导致生命的丧失。对于这种情况，医学界亟需寻找更有效的治疗手段，以提高患者的生存率和改善生活质量。

3.3.32 还有哪些其他类型的胸膜肿瘤？

除了胸膜间皮瘤，还有一些其他类型的胸膜肿瘤，它们来源于不同的细胞和组织。以下是其中一些主要类型：

（1）胸膜良性纤维瘤。这是一种较为罕见的良性肿瘤，通常生长在胸膜上，由纤维组织构成。相较于间皮瘤，这种肿瘤更容易治疗，而且恶变为癌症的风险相对较低。

（2）胸膜恶性纤维瘤。这是一种罕见的恶性肿瘤，同样来源于纤维组织。与良性纤维瘤相比，这种肿瘤更具侵袭性，也更容易扩散到周围的组织，治疗难度较大。

（3）胸膜间皮肉瘤。这是一类来源于胸膜间皮组织的肿瘤，具有高度恶性。这种类型的肿瘤通常比良性肿瘤生长得更快，其治疗更具挑战性。

（4）胸膜巨细胞瘤。这是一种罕见的良性肿瘤，主要由多核巨细胞构成。尽管是良性的，但有时也会引起严重的症状，需要及时治疗。

（5）胸膜脂肪瘤。这是一种良性的脂肪组织肿瘤，通常在胸膜上生长。虽然它们一般是良性的，但在某些情况下可能需要切除。

这些不同类型的胸膜肿瘤，其病理学和生物学特征都有所不同，因此诊断和治疗方法也会有所区别。对于患有这些疾病的患者，早期诊断和制定并实施个体化的治疗计划是至关重要的。

4

乳腺肿瘤

认识乳腺

4.1.1 乳腺有哪些结构和生理特点？

乳腺在女性身体中是一个重要器官，位于胸部，分布在两侧胸部的胸大肌下方。每个乳腺由一个乳头（乳晕）及其周围的乳房组织，包括腺体组织、脂肪组织和结缔组织组成。腺体组织包括乳腺小叶，这些小叶由乳腺腺泡组成，用于分泌乳汁。乳头是乳腺的突出部分，是乳腺分泌乳汁的出口。乳晕是乳头周围的有色区域。乳腺导管将乳腺小叶中产生的乳汁从乳腺深处输送到乳头。

乳腺在女性的生殖系统中起着重要作用。乳腺的发育主要发生在青春期和妊娠期，受到雌激素和孕激素的调控，这些激素在月经周期、妊娠和哺乳期的变化会影响乳腺的生理状态。乳腺小叶内的腺泡在哺乳期间分泌乳汁，以满足婴儿的营养需求，而婴儿的吸吮能够刺激乳腺，促使乳汁释放。

乳腺也容易发生乳腺囊性病变、乳腺纤维瘤、乳腺癌等疾病。定期体检和筛查对于早期发现乳腺问题非常重要。

4.1.2 乳腺癌相关的淋巴结有哪些？

淋巴结是人体免疫系统的一部分，它们分布在全身各处，起着过滤淋巴液、产生和储存免疫细胞以及帮助身体抵抗感染的重要作用。当淋巴结受到淋巴液中的病原体刺激时，淋巴结会肿大、疼痛。

淋巴结分布在全身，但乳腺癌相关的淋巴结主要涉及以下几种：

（1）腋下淋巴结。腋下淋巴结分布在腋窝区域，是乳腺癌最早扩散到的淋巴结。在乳腺癌诊断或病理检查过程中，医生通常会检查腋下淋巴结是否受到癌细胞的侵犯。如果腋下淋巴结受到侵犯，可能需要接受进一步的治疗。

（2）锁骨上淋巴结。这些淋巴结位于锁骨上方，也是乳腺癌经常会扩散到的淋巴结。体检通常会与腋下淋巴结一起检查。

（3）锁骨下淋巴结。一些乳腺癌可能会扩散到锁骨下淋巴结，尤其是晚期乳腺癌。

4.2

认识乳腺癌

4.2.1　每年有多少人会得乳腺癌？

根据全球统计数据，每年全球新发乳腺癌患者比例接近 0.03%，也就是说每 1 万人中约有 3 人患有乳腺癌。中国由于人口基数大，每年新发乳腺癌患者近 30 万人，并且增速位列全球第一。值得一提的是，乳腺癌虽然是女性最常见的癌症之一，但男性也可以患乳腺癌，只是男性乳腺癌的发病率相对较低。

4.2.2　乳腺癌的治疗效果好吗？

乳腺癌的治疗效果取决于多种因素，包括癌症的类型、分期、患者的年龄、健康状况以及所采用的治疗方法等。总体而言，乳腺癌的治疗效果是相当好的，尤其是在早期诊断和治疗的情况下。以下是一些常见的乳腺癌治疗方法：

（1）手术。手术是乳腺癌治疗的常见方法之一。在早期诊断的情况下，通过切除肿瘤和可能受到影响的淋巴结，可以有效地治愈许多乳腺癌患者。

（2）放疗。放疗即使用高能射线来杀死癌细胞或抑制其生长。它通常在手术后用于预防复发，或用于晚期癌症的控制。

（3）化疗。化疗即使用药物来杀死或抑制癌细胞的生长。它在不同的乳腺癌阶段均可能会被使用，特别是在癌症已扩散到其他部位的情况下。

（4）内分泌治疗。某些类型的乳腺癌对激素敏感，可采用内分泌治疗，通过调整患者的激素水平来控制癌症的生长。

（5）靶向治疗。一些新型的药物被设计用于特定乳腺癌的治疗，如 HER2 阳性乳腺癌。

（6）免疫治疗。免疫治疗主要指通过免疫检查点抑制剂来治疗特定乳腺癌，如三阴性乳腺癌。

乳腺癌治疗效果的好坏与多种因素有关，包括癌症的生物学特征、早期诊断、治疗的及时性以及患者的整体健康状况。早期诊断和及时采用综合治疗策略通常可以显著提高治疗效果，并且很多乳腺癌患者能够康复或长期控制疾病。然而，对于晚期乳腺癌，治疗效果可能有限。因此，及早检查、定期进行乳腺癌筛查以及与医疗专业人员充分沟通并制定最合适的治疗计划都非常重要。

4.2.3 哪些情况下容易得乳腺癌？

乳腺癌的发病风险受到多种因素的影响，以下是一些与乳腺癌易感性相关的常见因素：

（1）性别。女性比男性更容易患乳腺癌。

（2）年龄。乳腺癌的发病风险随着年龄的增长而增加，尤其是在 50 岁以后。

（3）家族史。如果一个人的一级亲属（如母亲、姐妹或女儿）曾经患有乳腺癌，那么该个体的发病风险会增加。

（4）遗传突变。某些基因变异可以增加患乳腺癌的风险，然而，这些基因变异并非乳腺癌的主要发病原因。

（5）乳腺癌个人史。曾经一侧乳房患有乳腺癌的人其另一侧乳房也可能患乳腺癌。

（6）生殖因素。从未怀孕或在 30 岁后才怀孕的女性，以及未哺乳过的女性可能具有较高的乳腺癌发病风险。

（7）激素替代治疗。长期使用雌激素和孕激素替代治疗可能会增加乳腺癌的发病风险。

（8）辐射暴露。接受过胸部或胸部周围的放射线治疗，特别是在青少年时，可能会增加乳腺癌的发病风险。

（9）肥胖。肥胖与乳腺癌的发病风险增加有关。

（10）不健康的生活方式。某些研究表明，不健康的生活方式，如暴饮暴食、饮酒、吸烟等，可能会增加乳腺癌的发病风险。

值得注意的是，乳腺癌是一种多因素疾病，许多人即使具有一些风险因素，也可能永远不会患上乳腺癌。定期的乳腺癌筛查和保持健康的生活方式是预防乳腺癌的重要措施。如果担心自己乳腺癌发病风险较高，可以咨询医疗专业人员以获取个体化的建议。

4.2.4 乳腺癌有哪些早期表现？

乳腺癌的早期症状和表现可能因个体而异，以下是一些可能提示罹患早期乳腺癌的常见症状或征兆：

（1）乳房肿块。肿块可能是无痛性的，但也可能伴有不同程度的隐痛或刺痛。

（2）乳头糜烂。乳头湿疹样癌的早期症状包括乳头反复出现的湿疹样改变、糜烂、破损，迁延不愈，但瘙痒、疼痛症状不明显。

（3）乳头溢液。非妊娠期从乳头流出血液、浆液、乳汁、脓液，或停止哺乳半年以上仍有乳汁流出，称为乳头溢液。

（4）皮肤改变。乳房皮肤有轻度的凹陷（医学上叫做"酒窝症"），或乳房皮肤有增厚变粗、毛孔增大现象（医学上叫做"橘皮症"）。

（5）乳头回缩。乳头近中央伴有乳头回缩，或乳头不对称。

（6）区域淋巴结肿大。以同侧腋窝淋巴结肿大最多见。

发现这些症状不一定表示患有乳腺癌，但如果发生任何不寻常的乳腺症状，特别是这些症状持续存在或加重，建议立即咨询医疗专业人员。早期发现乳腺癌可以提高治愈成功的机会，因此定期的乳腺自检和乳腺癌筛查非常重要，特别是对于风险较高的人群。

4.2.5 自己应该怎么检查乳房？

自我乳腺检查有助于早期发现任何乳腺异常。以下是自我乳腺检查的注意事项：

（1）时机。最好在月经周期的某个特定时间进行自我乳腺检查，因为乳房在月经周期中可能会发生变化。大多数女性可以选择在月经结束后的数天内进行检查，此时乳房较为稳定。

（2）地点。进行自我乳腺检查时，须站在镜子前，确保能够清晰地看到乳房。

（3）观察外观。注意观察乳房的形状和大小是否有明显变化；皮肤是否出现橘皮样的凹陷或凸起；乳头是否有异常，如瘙痒、溢液、回缩等。

（4）触摸检查。用手掌轻轻地在乳房上进行圆周运动，从外向内，覆盖整个乳房，确保每个区域都触摸到。用手指按压乳房组织，可以使用轻压和中等压力，注意感觉是否存在任何坚硬的或不寻常的结节或肿块。同时还要检查腋下区域的淋巴结是否有肿大或异常。

（5）及时就医。在检查过程中，要关注任何不寻常的感觉，如疼痛。如果感觉到任何异常，特别是存在肿块或持续疼痛，应及时咨询医疗专业人员。

（6）定期检查。自我乳腺检查不是一次性的事情，最好是每个月都进行一次，以确保及早发现任何异常。

如果发现任何乳腺异常或疑似问题，不要犹豫，尽早与医生联系，进行咨询和检查。自我乳腺检查是一种早期发现乳腺问题的有效方法，但它不能替代定期的乳腺癌筛查，如乳腺 X 线摄影或乳腺超声检查。对于已经达到乳腺癌筛查年龄的人群，还应该遵循医生的建议进行定期筛查。

4.2.6 男性也会得乳腺癌吗？

是的，男性也有可能得乳腺癌，尽管男性患乳腺癌的概率比女性低很多。乳腺组织在男性和女性身体中都存在，但男性的乳腺较小，通常不发育成完全的乳房。男性乳腺癌也是原发于乳腺上皮细胞的恶性肿瘤，其症状主要包括乳房内肿块、乳头溢液、腋窝淋巴结肿大等。男性乳腺癌的病因尚不清楚，但已发现一些与之相关的危险因素，如家族中有患过乳腺癌的直系亲属、抽烟喝酒等不良生活习惯等。任何男性如果发现乳房出现异常，都应该尽早咨询医疗专业人员进行评估和检查，明确具体原因，遵医嘱积极治疗。

4.3

乳腺癌的诊断

4.3.1 什么是钼靶检查？

乳腺钼靶检查，全称乳腺钼靶 X 线摄影检查，是一种有助于早期发现乳腺问题的重要检查手段，在乳腺癌筛查中发挥着巨大的作用。定期的乳腺钼靶检查可以帮助医生诊断和监测潜在的乳腺健康问题。需要注意的是，钼靶检查是一种放射性检查方法，可能对人体产生一定的辐射影响。因此，在进行检查前，需要告知医师自己是否怀孕或者正在哺乳，以及是否有过敏史等。如果在乳腺健康方面存在担忧或已发现一些症状，应及时咨询医疗专业人员，以获取个体化的建议和检查。

4.3.2 乳腺 B 超需要做哪些部位？

乳腺 B 超检查主要针对的是乳房部位，将乳腺分为四个象限，即外上象限、内上象限、外下象限和内下象限，有助于全面评估乳腺组织。乳腺 B 超还可能检查腋窝区域的淋巴结，因为乳腺癌可能会扩散到腋窝淋巴结。通过乳房 B 超检查，可以确定乳房内有无肿块以及肿块的大小、位置，还可以确定肿块是囊性或是实性，鉴别肿块是良性或是恶性等。乳腺 B 超还可用于乳腺肿物的随访检查、术后检查等。

如果有乳腺健康方面的担忧或症状，应咨询医疗专业人员，以获得适当的检查和评估。检查的具体部位和范围可能会因个体情况而异。

4.3.3　什么是乳腺活检？具体有哪些类型？

乳腺活检是一种通过取出乳腺组织进行病理学检查来诊断乳腺病变的检查方法，具体包括穿刺活检和手术活检两种方式。

穿刺活检是使用针头穿刺乳腺组织取样进行检查。穿刺用的针头分为细针和粗针。细针穿刺活检中，医生使用非常细的针头来抽取乳腺组织或液体样本。粗针穿刺活检中，医生使用较大的穿刺针来取得更大的乳腺组织样本。

手术活检是通过手术切除乳腺组织，再对其进行检查。在某些情况下，如果穿刺活检不能提供足够的信息，医生可能会建议进行开放性手术活检。

4.3.4　什么是骨扫描？骨扫描有辐射吗？

骨扫描是一种核医学检查，用于评估骨骼系统的健康和检测骨骼问题。骨扫描通常通过注射一种名为放射性核素的药物到患者的血液中，然后使用特殊的扫描仪进行扫描，从而检测是否存在放射性药物浓集的部位，主要用于诊断骨质疏松症、骨折、肿瘤等骨骼疾病。骨扫描使用的辐射剂量通常被控制在安全水平，不会对大多数患者造成显著的健康风险。医生会权衡潜在的好处和风险，仅在有必要的情况下才会建议进行骨扫描。如果患者担心辐射暴露或有任何特殊的健康问题，应与医生交流讨论，并确保遵循医疗建议。

4.3.5　什么是浸润性癌？什么是原位癌？乳腺癌有哪些病理类型？

浸润性癌指的是癌细胞已经突破了原发肿瘤的边界，侵入并扩散到周围的正常组织或其他器官中。这种类型的癌症通常被认为是恶性癌症，它们有扩散到身体其他部位的能力，而这可能导致更广泛的疾病和转移。

原位癌与浸润性癌存在显著的差异。在原位癌中，癌细胞尚未突破起源肿瘤的边界，仅局限在原发肿瘤的位置。原位癌通常被视为早期癌症，而浸润性癌则是其进一步发展和扩散的表现。因此，对于癌症患者，诊断的关键之一是确定癌症是否已经浸润到周围组织,因为这会影响治疗方法和预后。

对于乳腺癌,浸润性导管癌和浸润性小叶癌是两种常见的浸润性癌症类型。浸润性导管癌是最常见的乳腺癌类型,约占所有乳腺癌病例的70%~80%。它起源于乳腺导管内,然后扩散到周围乳腺组织。浸润性小叶癌则起源于乳腺的小叶内,然后扩散到周围组织,约占所有乳腺癌病例的10%~15%。

乳腺导管原位癌是一种非侵袭性的乳腺癌,它局限在乳腺导管内,癌细胞尚未扩散到周围的组织。尽管它未侵入周围组织,但仍需要治疗,以防止其进一步发展成浸润性癌。乳腺小叶原位癌与乳腺导管原位癌类似,也是一种非侵袭性的病变,起源于乳腺小叶内,被认为是乳腺癌的一个危险因素。

除了上述常见类型外,还存在一些罕见的乳腺癌类型,如乳头状癌、黏液癌、乳头乳晕湿疹样癌等。

4.3.6 乳腺癌是如何分期的?

乳腺癌通常根据分期系统来评估疾病的严重程度,这有助于医生确定治疗选项和预后。乳腺癌主要根据肿瘤的大小(T)、是否出现淋巴结转移(N)以及是否出现远处转移(M)进行分期。具体如下:

T分期:主要根据肿瘤的直径和侵及范围,可以分为T0期(原位癌)、T1期(肿瘤直径小于2 cm)、T2(肿瘤直径2~5 cm)、T3期(肿瘤直径大于5 cm)和T4期(肿瘤侵及皮肤或胸壁)。

N分期:根据淋巴结转移的部位和个数,可以分为N0期(无淋巴结转移)、N1期(同侧腋窝有肿大淋巴结,尚可推动)、N2期(同侧锁骨上窝有肿大淋巴结,尚可推动)、N3期(有同侧锁骨上窝、腋窝和/或内乳淋巴结转移,或融合成团,尚可推动)和N4期(有远处淋巴结的转移)。

M分期:根据是否有远处转移,可以分为M0期(无远处转移)和M1期(有远处转移)。

根据T、N、M的不同组合,乳腺癌可以分为0期、Ⅰ期、Ⅱ期、Ⅲ期、Ⅳ期。其中,0期即原位癌,治愈率几乎100%;Ⅳ期是已经发生远处转移的乳腺癌,预后相对较差,需要更为复杂和长期的综合治疗。

4.3.7 乳腺癌病理分级是什么意思?

乳腺癌病理分级主要是根据肿瘤细胞的形态学特点来进行评分和分类,可以分为三个级别，分别是：

Ⅰ级：肿瘤细胞分化较好，形态接近正常乳腺细胞，细胞大小和形状比较一致，核大小、染色质和核分裂情况都比较正常。

Ⅱ级：肿瘤细胞分化程度较低，细胞大小和形状不太一致，染色质比较粗糙，核分裂活跃。

Ⅲ级：肿瘤细胞分化最差，细胞大小和形状很不一致，染色质非常粗糙，核分裂非常活跃，有时可见癌巨细胞。

分级越高，肿瘤细胞的恶性程度越高，分化程度越差，预后也越差。

4.3.8　乳腺癌病理有不同，医生告诉我的乳腺癌分子分型又是什么概念？

乳腺癌可以分为不同的分子分型，这些分型基于癌细胞的生物学特征和分子标志物的表达。分子分型有助于更精确地了解乳腺癌的性质，指导治疗决策，并预测患者的预后。以下是乳腺癌的主要分子分型：

（1）激素受体阳性乳腺癌

① 雌激素受体阳性（ER＋）：癌细胞表达雌激素受体，这意味着雌激素可以促使它们生长。患有 ER＋乳腺癌的患者通常受益于激素治疗，如雌激素受体拮抗剂（他莫昔芬）、芳香化酶抑制剂（阿那曲唑、来曲唑）、卵巢功能抑制剂（戈舍瑞林、亮丙瑞林）和雌激素受体下调剂（氟维司群）。

② 孕激素受体阳性（PR＋）：癌细胞表达孕激素受体，对孕激素敏感。PR＋乳腺癌通常与 ER＋乳腺癌一起出现。

（2）人类表皮生长因子受体 2 阳性（HER2＋）乳腺癌

HER2＋乳腺癌：免疫组化表现 HER2＋＋＋或者 HER2＋＋患者经原位杂交（FISH）检测确定为扩增，这种类型的乳腺癌表达过多的 HER2，它可以促使癌细胞过度生长。患有 HER2＋乳腺癌的患者通常会接受靶向治疗（曲妥珠单抗、帕妥珠单抗）。

（3）三阴性乳腺癌

ER－、PR－、HER2－：三阴性乳腺癌的癌细胞不表达 ER、PR 和 HER2，是一种具有较强侵袭性的乳腺癌，通常需要化疗。

（4）其他亚型

除了上述主要分子分型外，还有一些更罕见的亚型，如异质性乳腺癌、炎性乳腺癌等。

分子分型可以帮助医生决定是否需要采用激素治疗、靶向治疗、化疗或放疗等治疗方式。此外，分子分型还可用于预测患者的预后，以及疾病复发风险的大小。因此，对于乳腺癌患者来说，了解其乳腺癌的分子分型对于疾病的治疗和管理非常关键。

4.3.9 什么是激素受体阳性乳腺癌？

激素受体阳性乳腺癌是一种乳腺癌亚型，其中癌细胞表达雌激素受体（ER）和/或孕激素受体（PR）。这种类型的乳腺癌在生长和扩散过程中，需要较高水平的雌激素或孕激素。这类乳腺癌患者在进行内分泌治疗时，治疗效果较好。如果肿瘤细胞表达了高水平的雌激素和孕激素受体，接受内分泌治疗可以减少癌症复发的风险，效果甚至比化疗更好，可使乳腺癌 5 年复发率降低 47%，5 年死亡率降低 26%，同时降低对侧乳腺癌发生风险约 50%，因此，通常在化疗、放疗后加用内分泌药物治疗。但如果在进行激素受体检测时被诊断为激素受体阴性，即表示无法通过内分泌疗法治疗，可根据疾病的情况遵医嘱选择使用其他药物。

4.3.10 HER2 是什么？什么是 HER2 阳性乳腺癌？

HER2 是指人类表皮生长因子受体 2，它是乳腺癌的一个靶点基因。HER2 阳性乳腺癌是指乳腺癌细胞中存在过度表达 HER2 蛋白的情况。在正常情况下，HER2 蛋白的表达水平是有限的，但在部分乳腺癌患者中，HER2 基因发生突变或扩增，导致 HER2 蛋白过度表达。

HER2 阳性乳腺癌通常被认为是一种侵袭性较强的乳腺癌亚型，但它也有弱小的一面，即它对靶向治疗非常敏感。曲妥珠单抗就是一种常用于治疗 HER2 阳性乳腺癌的靶向治疗药物，它可以阻止 HER2 受体的信号传导，从而抑制癌细胞的生长。此外，还有其他一些针对 HER2 的靶向治疗药物，如帕妥珠单抗和吡咯替尼，也常被用于治疗 HER2 阳性乳腺癌。

分子靶向治疗药物的使用已经显著改善了 HER2 阳性乳腺癌患者的治疗结果。如果患有 HER2 阳性乳腺癌，医生通常会考虑将这些药物作为治疗的一部分。识别 HER2 阳性乳腺癌通常需要病理学检查，例如免疫组化或原位杂交（FISH）检测，以确定 HER2 受体的表达水平或 HER2 基因的状态，这有助于确定最合适的治疗方案。

4.3.11 三阴性乳腺癌是指什么？

三阴性乳腺癌是一种乳腺癌亚型，其特点是乳腺癌细胞不表达雌激素受体（ER）、孕激素受体（PR）和人类表皮生长因子受体 2（HER2），这种类型的乳腺癌在这三个受体的表达上都呈阴性。

三阴性乳腺癌通常被认为是一种侵袭性较强的乳腺癌亚型，因为它不受激素（雌激素和孕激素）或 HER2 的调控，这些受体通常可以用来进行针对性治疗。由于缺乏这些受体，患者通常不会受益于激素治疗（如雌激素受体拮抗剂）或针对 HER2 的靶向治疗。

治疗三阴性乳腺癌通常采用化疗、手术切除原发肿瘤、放射疗法以及其他可能的治疗方式。化疗在这种情况下通常是主要的治疗手段，因为它针对的是癌细胞的生长和分裂过程，而不依赖于激素受体或 HER2。需要注意的是，乳腺癌是一种异质性疾病，即使同为三阴性乳腺癌，其分子分型和生物学特性也可能存在差异。因此，治疗需要根据患者的具体情况进行个体化制定，不能一概而论。

尽管三阴性乳腺癌的治疗具有一定的挑战性，但研究人员正在努力寻找更有效的治疗方法，并了解其生物学特征，以便更好地进行个体化治疗。目前，临床试验和研究仍在进行中，其目标是改善对三阴性乳腺癌的治疗理解和治疗选择。患者可以咨询医疗专业人员，以获取最新的治疗建议和信息。

4.4

乳腺癌的治疗

4.4.1 为什么要做术前新辅助治疗？

新辅助治疗是一种针对恶性肿瘤的辅助治疗方法，主要在手术前进行。它的主要目的是使肿瘤缩小，降低肿瘤细胞的活力和扩散能力，从而降低手术难度和风险，提高手术切除率和患者的生存质量。新辅助治疗通常包括新辅助放疗、新辅助化疗以及新辅助放化疗同步等，这些技术能够有效地缩小肿瘤，减轻患者的临床症状，为手术治疗创造更好的条件。此外，新辅助治疗还可以减少术中肿瘤细胞脱落和术后复发转移的概率。需要注意的是，新辅助治疗并不适用于所有恶性肿瘤患者，其具体应用需根据患者的具体情况和医生的建议来确定。同时，患者在新辅助治疗过程中可能出现一些不良反应，需要及时就医并进行相应的处理。

4.4.2 术前新辅助治疗有哪些种类？

术前新辅助治疗是在乳腺癌患者接受手术之前，通过化疗、靶向治疗、放射疗法或几种治疗方法的组合来治疗肿瘤的方法。术前新辅助治疗采用的具体种类取决于患者的乳腺癌亚型、分期和个体情况。以下是一些常见的术前新辅助治疗种类：

（1）化疗。化疗是使用药物来杀死或抑制癌细胞的治疗方式。化疗可以在手术前或手术后进行。术前化疗的目的通常是缩小肿瘤的体积，以便更容易切除，或者减少淋巴结受累。化疗方案会根据乳腺癌的亚型、分期和患者的健康状况而定。

（2）靶向治疗。针对特定分子标志物的靶向治疗药物可用于治疗特定类型的乳腺癌。例如，HER2 阳性乳腺癌患者可以接受赫赛汀等药物来抑制 HER2 受体的活性。这种治疗可以使肿瘤缩小，提高手术成功率。

（3）内分泌治疗。对于激素受体阳性乳腺癌，内分泌治疗可能在术前新辅助治疗中使用，如使用药物他莫昔芬或阿那曲唑，以抑制雌激素对癌细胞的影响。

（4）放射疗法。放射疗法使用高能 X 线或其他形式的辐射来杀死或损伤癌细胞。在术前新辅助治疗中，放射疗法有时用于缩小肿瘤，使其更容易手术切除。其通常是在特定情况下使用，如肿瘤位于重要位置或淋巴结受累。

（5）免疫疗法。免疫疗法是一种新兴的癌症治疗方法，通过使用免疫检查点抑制剂来增强患者的免疫系统，使其攻击癌细胞。虽然免疫疗法在乳腺癌治疗中的运用仍在研究中，但有些临床试验正在评估其在术前新辅助治疗中的潜在效果。

术前新辅助治疗的选择取决于多个因素，包括乳腺癌的亚型、分期、患者的年龄、健康状况和个体偏好。医生会根据这些因素为患者制定最合适的治疗计划，并在治疗过程中进行监测和调整。采用这种治疗策略的目的是提高手术的成功率、改善患者的预后，并根据个体情况不断调整治疗方案。

4.4.3 新辅助治疗一般做多长时间？

术前新辅助治疗的持续时间可以因患者的具体情况和治疗方案的不同而有所变化。通常，新辅助治疗的时间跨度可能为数周到数月不等，具体取决于以下因素：

（1）治疗类型。不同类型的术前新辅助治疗可能需要不同的时间。例如，化疗通常需要进行 2～4 个疗程，每个疗程大致 21 天，因此整个化疗过程可能需要数月。靶向治疗、放射疗法和内分泌治疗的时间也会因治疗方案而异。

（2）治疗反应。治疗反应对术前新辅助治疗的持续时间也会产生影响。如果肿瘤在治疗期间迅速缩小乃至完全消失，那么可能会提前结束治疗；反之，如果治疗反应不佳，可能需要延长治疗时间。

（3）手术计划。术前新辅助治疗的目的之一是为手术切除肿瘤做好准备。因此，在治疗期间，一旦肿瘤缩小到一定的大小，医生就可以安排手术，新辅助治疗也就随之结束。

（4）个体情况。患者的个体情况，包括年龄、健康状况和治疗耐受性等，也会影响术前新辅助治疗的时间。医生会根据患者的具体情况制定治疗计划。

总之，术前新辅助治疗的持续时间是个体化的，并且需要在治疗过程中不断评估和调整。医生会与患者密切合作，根据患者的疗效和需求来确定治疗的时间安排。当患者有意接受术前新辅助治疗时，建议与医疗专业人员讨论具体情况和治疗计划。

4.4.4　乳腺癌的手术方式有哪些？

乳腺癌的手术方式主要包括以下几种：

（1）保留乳房手术，也称为保乳手术。这种手术方式旨在保留患者的乳房组织，只切除乳腺中的肿瘤组织。

（2）全乳切除手术。全乳切除手术是将整个患癌乳房切除的手术，根据具体情况，可能会切除乳头和皮肤。全乳切除手术通常用于乳腺癌较大或广泛分布、乳腺癌复发、患者选择进行全乳切除而非保乳手术、患者不适合保乳手术等情况。

（3）淋巴结清扫术。在乳腺癌手术中，医生通常会检查淋巴结以确定是否有癌细胞扩散到淋巴系统。淋巴结清扫术是一种手术，通过切除患者腋下的一些淋巴结来检查是否有淋巴结受累。有时，淋巴结清扫术也可与乳腺癌手术同时进行。

（4）前哨淋巴结活检。前哨淋巴结是乳腺癌最可能扩散的淋巴结。这种手术方式涉及切除或活检这些前哨淋巴结，以确定是否有癌细胞扩散到淋巴系统。如果前哨淋巴结无癌细胞，可能无需进一步的淋巴结清扫。

乳腺癌手术的具体方式会根据患者的情况和病变的特点而有所不同。治疗方案通常由医生与患者一起讨论，并根据病变的分期、亚型、患者的健康状况和个人偏好来制定。手术通常是乳腺癌治疗的一部分，可与其他治疗方式（如放疗、化疗、靶向治疗和内分泌治疗）结合使用。

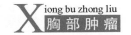

4.4.5　得了乳腺癌，还可以保留乳房吗?

对于许多乳腺癌患者来说，保留乳房是完全可行的选择，这种手术方式被称为乳房保留手术或保乳手术。保乳手术的主要目的是在移除癌症的同时尽量保留健康的乳腺组织。它通常包括两种主要类型:

(1)部分切除。部分切除手术是保留乳腺的一部分，只切除包括肿瘤的一小部分乳腺组织。这是保留乳房最常用的手术方式之一。

(2)切除肿瘤周围的一些正常组织。这种手术方式会切除肿瘤周围的一些正常组织，以确保清除癌细胞。

保留乳房的决定通常取决于许多因素，包括乳腺癌的类型和分期，患者的健康状况和年龄，患者的个人偏好，肿瘤在乳房中的位置和大小，医生的建议和专业意见，等等。

保留乳房的优点包括可以避免完全切除乳房，保留了患者的身体形象和心理健康，同时也保留了乳房在乳房自我检查和其他乳腺疾病筛查中的重要作用。然而，对于某些患者来说，完全切除乳房（全乳切除）可能是更合适的选择，特别是当肿瘤较大、分布广泛或保留乳房存在其他风险时。最终的决定应由患者与医疗团队共同讨论确定，并根据具体情况制定最合适的治疗方案。如果您或您认识的人患有乳腺癌，建议咨询医疗专业人员，以获取详细的个体化治疗建议。

4.4.6　什么是乳腺癌的改良根治手术?

改良根治手术是一种乳腺癌手术方法，它涉及切除整个患病乳房以及与乳腺相关的一些淋巴结，但相对于传统的根治乳腺手术，它保留了较多的皮肤和乳头。改良根治手术其目的在于在切除肿瘤的同时最大限度地保留乳房的外观，以减少对患者身体形象的影响。

改良根治手术通常包括以下几个步骤:

(1)切除乳房组织。在改良根治手术中，整个患病乳房的组织都会被切除，包括乳头。这是为了确保完全切除癌症组织。

(2)切除一些淋巴结。通常会切除与乳腺相关的一些腋下淋巴结，以检查是否有癌细胞扩散到淋巴系统。这有助于确定癌症的分期和预后。

(3)保留乳头和一些皮肤。改良根治手术相对于传统的根治乳腺手术来说，保留了乳头和较多的皮肤，这有助于维持一定的乳房形状和外观，减少了手术对患者外貌的影响。

改良根治手术通常在乳腺癌较早期的阶段使用，此时癌症尚未扩散到乳腺的其他部位或淋巴结。对于一些患者来说，这是保留乳房的一种选择，可以减少手术对身体形象的影响。然而，手术方式的选择仍然取决于多个因素，包括乳腺癌的分期、类型、患者的健康状况和个人偏好。改良根治手术通常是乳腺癌综合治疗方案的一部分，可能会与放疗、化疗、靶向治疗或内分泌治疗等其他治疗方式结合使用。手术方案通常由医生与患者一起讨论，并根据具体情况制定。

4.4.7　乳房切除以后可以重建吗？

乳房切除后可以进行乳房重建手术。乳房重建手术是一种常见的恢复性外科手术，旨在重建患者失去的乳房，帮助恢复身体形象和心理健康。

乳房重建可以在乳房切除手术（如全乳切除或改良根治手术）后立即进行，也可以在切除手术之后一段时间进行，具体时间取决于患者的情况和治疗计划。乳房重建可以采用多种不同的方法，包括：

（1）自体组织重建。这种方法使用患者自身的组织，如腹部皮肤和脂肪（腹直肌皮瓣）或背部皮肤和肌肉（背大肌皮瓣）来重建乳房。这通常需要额外的手术，术后需要一定的康复时间。

（2）乳房植入物重建。采用这种方法，医生会在胸部区域植入乳房假体，以模拟乳房的形状和体积。这种方法通常较为简单，康复时间较短。植入物可以是盐水填充的假体或硅胶假体。

（3）组合重建。有时，医生会同时使用自体组织和乳房植入物来进行重建，以获得更好的效果。

（4）乳头和乳晕重建。乳房重建通常还包括乳头和乳晕的重建，以实现更自然的外观。

乳房重建手术的具体方式会根据患者的个体情况、术前乳房形状和患者的偏好而有所不同。这个决定通常需要在与乳腺癌治疗团队（包括外科医生、乳腺外科医生和整形外科医生）的讨论中共同制定。乳房重建是一种个体化的选择，有助于改善患者的身体形象和心理健康，并在恢复过程中提供支持。

如果您或您认识的人正在考虑乳房重建，建议与医疗专业人员进行详细的讨论，以了解适合您的具体选项和时间规划。

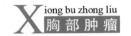

4.4.8 乳腺癌的前哨淋巴结活检是什么意思?

前哨淋巴结活检是一种外科手术过程,用于检查淋巴系统中是否存在癌细胞。这种手术通常在乳腺癌治疗中用于确定癌症是否已扩散到淋巴结,特别是腋下的淋巴结。

前哨淋巴结活检的原理是癌细胞通常首先扩散到最接近肿瘤的淋巴结,即前哨淋巴结,因此,通过检查前哨淋巴结是否受累,医生可以获得关于癌症是否已扩散到淋巴系统的信息,从而帮助确定癌症的分期和制定进一步的治疗计划。

前哨淋巴结活检的好处在于它可以减少对患者进行淋巴结清扫手术的需求,淋巴结清扫术是一种侵入性较强的手术,可能会引起一些并发症。避免不必要的淋巴结清扫,对于患者来说,可以减少手术相关的风险和康复时间。

需要注意的是,前哨淋巴结活检的适用性取决于患者的具体情况,包括乳腺癌的类型、分期和其他因素。医生会根据每位患者的情况来决定是否进行以及何时进行。如果您或您认识的人需要接受前哨淋巴结活检,建议与医疗专业人员讨论具体的治疗计划和风险。

4.4.9 乳腺癌手术以后复发的可能性大吗?

乳腺癌手术后的复发风险因患者的具体情况而异,取决于多个因素。以下是影响乳腺癌手术后复发风险的一些关键因素:

(1)癌症的分期。乳腺癌的分期是预测复发风险的一个重要因素。通常,早期阶段(0期、Ⅰ期和Ⅱ期)的乳腺癌患者复发的风险较低,而晚期阶段(Ⅲ期和Ⅳ期)的患者复发的风险较高。

(2)乳腺癌的亚型。乳腺癌可以分为不同的亚型,包括激素受体阳性、HER2阳性和三阴性乳腺癌等,每种亚型的复发风险不同。激素受体阳性乳腺癌通常有较低的复发风险,而HER2阳性和三阴性乳腺癌的复发风险可能较高。

(3)淋巴结情况。如果乳腺癌扩散到淋巴结,复发的风险可能会增加。

(4)治疗方式。通常,综合治疗(手术、放疗、化疗、靶向治疗和内分泌治疗等的组合)可以降低复发风险。遵循医生的治疗计划和建议非常重要。

(5)患者的年龄和健康状况。年轻患者可能具有较高的复发风险。同时存在其他健康问题的患者也可能由于其影响而复发风险增加。

(6)遗传因素。某些乳腺癌与遗传突变相关,复发的风险可能会增加。

需要强调的是，大多数乳腺癌患者并不会经历复发。但是，即使在手术后，也需要定期随访和筛查，以便早期发现任何复发迹象或新的癌症病变。患者应按医生的建议定期接受乳腺癌随访检查，包括乳房自我检查、乳腺B超、乳腺X线检查（钼靶检查）以及其他影像学检查和实验室检查。

4.4.10 现在肿瘤治疗进入精准治疗时代，哪些乳腺癌患者需要接受基因检测？

通常建议以下情况的患者考虑接受基因检测：

（1）具有家族史。如果您的家族有乳腺癌、卵巢癌、结直肠癌、胰腺癌等恶性肿瘤的病例，特别是直系亲属（如父母、兄弟姐妹、子女）出现了这些癌症，那么您可能属于遗传风险较高的群体，考虑进行基因检测是有益的。

（2）早发乳腺癌。如果您或您的家庭成员在年轻年龄（通常是在50岁以下）被诊断出乳腺癌，这可能提示存在遗传性乳腺癌的风险。

（3）多种原发癌症。如果您或您的家庭成员患有多种原发癌症，尤其是不同类型的癌症，这也可能是遗传风险的提示。

（4）男性患者。尽管乳腺癌在男性中相对较少见，但如果您是男性患者并且患有乳腺癌，遗传检查也可能是有益的，因为遗传突变可能在男性患者中起作用。

（5）家族中有其他遗传病史。如果您的家族中有其他遗传性疾病的病例，如遗传性多发性息肉病（与结直肠癌有关）或家族性腺瘤性息肉病（与甲状腺癌有关），也可能需要考虑进行基因检测。

需要强调的是，是否接受基因检测是一个个体化的决定，应由您和您的医疗团队共同讨论确定。如果您认为自己或您的家庭可能有遗传性癌症风险，您可以咨询专业的遗传医学顾问或遗传医学专家，他们可以评估您的家族史，提供建议，并帮助您做出是否接受基因检测的决定。基因检测的结果可以为您和您的医疗团队制定个体化的癌症风险管理计划提供重要信息。

4.4.11 什么是乳腺癌的术后辅助化疗？

术后辅助化疗是指在乳腺癌手术后进行的化疗，其目的是杀灭手术残留的癌细胞，延长患者的生存期。术后辅助化疗方案包括多种，这些方案使用的化学药物可以有效杀死肿瘤细胞，降低复发转移率，延长生存期，并提高治疗效果。需要注意的是，术后辅助化疗应根据患者的身体状况、年龄、肿瘤大小、组织学分级、淋巴结转移数目、激素受体状态、HER2状态、Ki67值等确定是否需要，并在医生的指导下进行。同时，患者在化疗过程中需要注意不良反应的处理和药物的使用剂量等方面问题。

4.4.12 乳腺癌辅助化疗前还需要评估和检查哪些指标？

在乳腺癌患者进行辅助化疗之前，需要进行一系列评估和检查，以下是一些主要的指标：

（1）常规的血液检查。包括血常规、肝功能、生化全项、肿瘤标志物等。这些检查能够评估患者的整体健康状况以及是否存在潜在的并发症。

（2）凝血检查。检查凝血功能是否正常，因为化疗可能会对凝血功能有一定的影响。

（3）尿常规检查。评估患者的肾脏功能是否正常。

（4）胸腹部CT、MRI以及骨扫描等检查。这些检查能帮助医生评估肿瘤的具体情况，如是否有转移等。

（5）脑部的CT或者核磁检查。对于有脑转移风险的患者，需要进行脑部的影像学检查以明确是否有脑转移病灶。

（6）对患者具体情况的评估。对患者的一般状况、病史、家族史、生育情况等进行评估，以确定最佳的治疗方案。

以上各项检查的具体项目和种类可能会因医院和医生的不同而略有差异，但总体目标是为了确保患者在进行辅助化疗前身体状况良好，没有其他会影响化疗效果或增加治疗风险的并发症。在确定化疗方案以及开始化疗后，患者还需要进行一些其他的检查，例如每周进行一次血常规检查，监控白细胞和血小板等指标，以评估化疗的副作用等。同时，医生还会定期进行体格检查，以确保患者没有出现任何可能的并发症。总的来说，在辅助化疗开始前进行全面的评估和检查是为了确保患者的身体状况良好，处于适合接受化疗的状态，同时也能够最大限度地降低化疗带来的副作用和风险。

4.4.13 哪些乳腺癌患者需要化疗？

乳腺癌患者是否需要进行化疗取决于多个因素，包括癌症的类型、分期，患者的年龄、整体健康状况以及其他个体化的因素。以下是一些需要考虑化疗的情况：

（1）高危乳腺癌患者。高危患者通常是指那些患有晚期乳腺癌（Ⅲ期和Ⅳ期）或在初诊时就已有淋巴结受累的患者。这些患者可能需要化疗来降低复发风险和提高生存率。

（2）大肿瘤患者。如果患者乳腺肿瘤很大，通常也需要考虑化疗。大肿瘤可能需要在手术前进行化疗，以缩小肿瘤，使手术更容易进行。

（3）淋巴结受累的患者。如果乳腺癌已扩散到淋巴结，特别是多个淋巴结受累，化疗可能是必要的，因为淋巴结受累增加了复发的风险。

（4）高度恶性肿瘤的患者。一些乳腺癌类型，如三阴性乳腺癌和 HER2 阳性乳腺癌，通常与较高的生长速度和复发风险相关，因此可能需要化疗来降低风险。

（5）年轻患者。年轻的乳腺癌患者可能需要考虑化疗，因为他们通常具有较高的生存潜力，但也可能伴随着更高的复发风险。

（6）激素受体阴性的患者。乳腺癌是否表达激素受体（如 ER、PR）也会影响是否需要化疗。激素受体阴性的乳腺癌通常对激素治疗不敏感，可能需要化疗来控制癌症。

（7）具有相关遗传因素的患者。如果患者具有家族史或遗传突变，可能需要进行更积极的治疗，包括化疗。

需要强调的是，化疗不是对每位乳腺癌患者都适用的治疗方法。决定是否需要进行化疗以及选择哪种化疗方案是一个个体化的决策，应由医疗团队和患者一起制定。医生会评估患者的具体情况，考虑各种因素，然后制定个体化的治疗计划。患者应与医疗专业人员密切合作，讨论治疗选择，并了解治疗的目标、风险和可能的副作用。

4.4.14 乳腺癌化疗的常用方案有哪些?

乳腺癌化疗方案有多种，常见的有：

（1）含蒽环类化疗方案。如 AC-T、FEC-T、TAC 等。蒽环类药物主要包括阿霉素、表阿霉素、脂质体阿霉素等。

（2）紫杉类化疗方案。如紫杉醇、多西紫杉醇、白蛋白紫杉醇等，以及类似于紫杉类的药物抗微管类药物，包括艾立布林、优替德隆等。

（3）含铂类化疗方案。主要包括顺铂、卡铂等。

（4）三滨类化疗方案。如长春瑞滨、吉西他滨、卡培他滨等，这类药物通常用于晚期乳腺癌的多线治疗。

除了以上方案，还有针对不同分型和状态的患者的特定方案，如针对高危患者的含蒽环和紫杉的方案，针对中危患者的单含蒽环或单含紫杉的方案，针对低危患者的4～6周期的含蒽环或非蒽环方案等。具体方案需要根据患者的具体情况确定，并在专业医生的指导下合理使用。

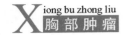

4.4.15 乳腺癌化疗需要做多久？

乳腺癌患者化疗的时间因个体差异而异，具体如下：

（1）一般来说，术后辅助化疗需要持续 4～5 个月；特殊类型的患者可能需要持续一年左右，例如三阴性乳腺癌的卡培他滨维持治疗持续一年。

（2）有些患者如果应用蒽环类药物联合环磷酰胺，同时续贯紫杉醇药物，治疗时间可能需要 3～4 个月。

（3）如果患者选择姑息化疗，治疗时间可能会根据病情发展情况而有所不同，可能需要一直持续至患者不能耐受或疾病进展，因此无法确定具体的治疗时间。

另外，一旦开始化疗，患者应坚持完成。具体化疗方案及治疗时间等需要在医生的指导下进行合理使用。

4.4.16 乳腺癌化疗有哪些常见的副作用？

化疗的副作用因个体情况而异，但常见的严重副作用包括：

（1）骨髓抑制。化疗药物会抑制骨髓的正常功能，导致白细胞、红细胞和血小板数目减少，可能会出现持续的低烧、疲劳、出血、感染等症状。

（2）心脏毒性。某些化疗药物，如阿霉素等，可能会引起心肌细胞损害及心脏传导系统的损害，从而导致心脏毒性反应。

（3）肝功能损害。化疗药物可能会导致谷丙、谷草转氨酶等肝脏酶的升高，表明肝功能受到损害。

（4）肾功能损害。一些化疗药物，如顺铂等，可能会引起尿素氮、肌酐等数值的增高，表明肾功能受到损害。

（5）神经系统毒性。部分化疗药物可能会引起周围神经病变及中枢神经病变。

（6）其他副作用。化疗药物还可能会引起其他一些副作用，如疲劳、口腔溃疡、色素沉着等。

在化疗期间，患者应保持良好的营养和水分摄入，注意个人卫生，避免感染等。同时，医生会根据患者的具体情况调整化疗方案，减轻或避免副作用的发生。如果出现任何不适症状，应及时就医。

4.4.17 乳腺癌化疗以后脱发怎么办?

化疗后脱发是化疗的常见不良反应,通常可以通过以下方法进行处理:

(1)调整生活习惯,保持头皮的清洁卫生,使用温和无刺激的洗发水洗头,避免用指甲抓挠头皮,改用指腹对头皮进行按摩。

(2)饮食方面应注意避免吃过于油腻、辛辣以及刺激性食物,多吃一些蛋白质、维生素以及矿物质含量丰富的食物,为头发生长提供所需要的营养。

(3)保证充足的睡眠,避免熬夜,精神不要过度紧张。

(4)如果脱发严重可以考虑戴假发来缓解脱发引起的容貌焦虑。现在各种式样的假发都有,总有符合个人审美要求的发型。

需要强调的是,不同患者化疗后的反应可能会有所不同,因此上述方法并非对所有人都适用,但也不必过于焦虑,因为化疗结束后短期内新的头发就会生长出来。

4.4.18 乳腺癌化疗引起脱发后还会再长新头发吗?需要多久?

化疗引起脱发后,一般情况下会在化疗结束后1～3个月的时间内长出新头发,但具体时间因人而异,取决于多个因素,如化疗药物的类型、剂量、使用频率、个体差异等。一般来说,如果化疗药物的毒性较低,对毛囊的损害较轻,那么头发可能会在较短时间内恢复。如果化疗药物的毒性较强,对毛囊的损害较重,那么头发可能需要较长时间才能恢复,甚至可能无法完全恢复。另外,患者的身体状况、营养摄入、心态等也会影响头发的恢复,如果患者的免疫力较强,营养摄入充足,心态积极乐观,那么头发的恢复可能会更快。

总的来说,化疗引起脱发后头发是很有可能恢复的,但具体时间因人而异。患者应该保持积极乐观的心态,配合医生的治疗,同时注意营养摄入和头皮护理。如果脱发严重,可以考虑使用假发或者进行植发治疗。

4.4.19 乳腺癌化疗以后脱落的眉毛、睫毛还会再长吗?需要多久?

部分患者化疗后眉毛和睫毛也会有损伤,但是化疗后和头发一样,脱落的眉毛和睫毛还会再长出来,一般需要2～3个月的时间。这是化疗药物对皮肤毛囊上皮细胞的损伤导致的,而当患者停止化疗后,随着毛囊上皮细胞逐渐修复,就会重新长出毛发。但需要注意,由于个人体质、化疗药物剂量、化疗方案等因素的不同,具体恢复时间可能存在差异。

4.4.20 哪些乳腺癌需要做放疗？

放疗即放射治疗，是采用放射线照射肿瘤以杀死癌细胞的一种方法。放射治疗是恶性肿瘤最主要的治疗方法之一，超过一半的肿瘤患者需要接受放疗。放疗分很多种，大体上分为体外照射放疗和内照射放疗。常用的像三维适形调强放疗，还有适形调强放疗、电子线照射放疗都是指的体外照射放疗，另外还有像立体定向放疗也属于一种体外的放疗手段。内照射放疗一般是指宫颈癌的病人应用腔内放疗。通过把放射源放置到病人的体内，达到控制肿瘤的目的。还有重离子和粒子植入的治疗，也可以认为是一种体内放疗的手段。另外还有一些像术中放疗，可以跟手术相结合，以更好地控制肿瘤。总体来说，放疗是肿瘤治疗的重要手段，是通过射线的照射来杀死肿瘤细胞。

需要接受放疗的乳腺癌患者主要包括以下三种类型：

（1）保乳术后，大部分患者需进行辅助放疗。只有少部分低危患者可考虑免除放疗。

（2）乳腺切除术或改良根治术后，存在腋窝淋巴转移的患者需要放疗。另外，原发灶大于 5 cm 或侵犯皮肤或胸壁，腋窝淋巴结转移 4 个以上；原发灶小于 5 cm，且腋窝淋巴结转移 1～3 个，存在较大异质性；手术中前哨淋巴结活检阳性，但未行腋窝淋巴结清扫；局部晚期不可手术切除的患者，术后局部复发患者以及远处转移患者，这些患者都可以考虑进行姑息性放疗。

（3）存在局部复发高风险的特殊情况下，例如乳腺癌脑转移、脊柱骨转移可能导致瘫痪风险或者转移瘤压迫神经导致剧烈疼痛者，也需要进行放疗。

具体采用哪种治疗方式，还是要根据专业医生的建议，选择最适合患者情况的治疗方法。

4.4.21 乳腺癌放疗需要做多久？

乳腺癌放疗的时间根据放疗计划和病情进展的不同而有所差异。一般来说，整个放疗周期为 25 次，时长为 5 周左右，如果是保乳术后患者，局部瘤床会加量 5 次。现也有部分医院选择短程的术后放疗。放疗前期需要一周左右的时间做体模、定位、靶区勾画等准备工作，放疗约为每周五次，周六周日休息。另外，根据病情的不同，放疗的次数和时间也会有所调整。如果乳腺癌患者需要进行姑息性放疗，比如存在骨转移、脑转移等，可能需要连续进行数日或数周的放疗。总之，放疗的时间和次数会根据患者的具体情况和医生的治疗计划来确定，最好听取医生的建议并积极配合治疗。

4.4.22　乳腺癌放疗有哪些常见的副作用？

乳腺癌放疗的副作用主要包括以下几种：

（1）局部皮肤的烧灼伤。胸部被照射后会引起胸部皮肤色素沉着，导致皮肤发黑等，严重者还会伴有破溃或者溃烂等。

（2）放疗会引起骨髓抑制，影响到骨髓的造血功能进而导致白细胞、红细胞等降低。所以在放疗期间需要定期检查血常规。

（3）对肺、心脏等器官的损害。部分人群放疗后容易引发放射性肺炎以及心功能受损等。

放疗副作用的大小因人而异，如有不适，请及时就医。

4.4.23　哪些乳腺癌需要做内分泌治疗？

内分泌治疗是指运用激素等针对特定的组织或细胞发挥出特有的作用，主要用于内分泌功能病变引起的激素分泌不足或亢进等功能紊乱的治疗，又称为激素治疗。内分泌治疗现已广泛应用于临床，如针对甲亢可使用抗甲状腺药物如他巴唑等，针对甲减可使用甲状腺素如左甲状腺素钠片等进行治疗；性激素分泌障碍可使用性激素类药物及抗性激素类药物如戊酸雌二醇片等治疗；此外生长激素分泌异常、肾上腺皮质功能减退等都可选用内分泌治疗。内分泌治疗以药物治疗为主，包括药物替代治疗、消除治疗、抵抗治疗等，临床应在相关检查明确诊断后选择运用，治疗过程中应积极观察疗效及不良反应等。

乳腺癌患者是否需要进行内分泌治疗取决于多个因素，包括癌症的类型、患者的激素受体状态以及其他疾病特征。内分泌治疗通常应用于以下类型的乳腺癌患者：

（1）激素受体阳性乳腺癌患者。大约70%～80%的乳腺癌患者的癌细胞呈雌激素受体（ER）和/或孕激素受体（PR）阳性。这些患者通常会从内分泌治疗中受益，因为这些癌症类型对激素敏感，激素能够促进癌细胞的生长，而内分泌治疗的目标就是通过抑制雌激素或孕激素的作用来减缓乃至阻止癌细胞的生长。

（2）早期乳腺癌患者。激素受体阳性的早期乳腺癌患者通常会考虑内分泌治疗，特别是在手术、放疗或化疗后，可以降低癌症复发的风险。

（3）高危患者。即使是激素受体阳性乳腺癌早期阶段，某些高危患者也可能会接受内分泌治疗，以进一步降低复发的风险。高危因素可能包括肿瘤过大、淋巴结受累以

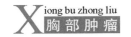
及具有其他病理特征。

（4）转移性乳腺癌患者。对于已经扩散到其他部位的乳腺癌（转移性乳腺癌），内分泌治疗通常是一种重要的治疗选择，特别是在患者不能耐受或不适合化疗的情况下。

4.4.24　乳腺癌的内分泌治疗需要做多久？

内分泌治疗的持续时间因乳腺癌的类型、病情严重程度以及个体患者的特征而异。通常，内分泌治疗是一个长期的治疗过程，可能需要数年甚至更长时间。以下是一些常见情况：

（1）早期乳腺癌患者。对于激素受体阳性乳腺癌早期患者，内分泌治疗通常持续 5年。这被称为标准内分泌治疗持续时间。然而，一些研究表明，在一些高危患者中，延长内分泌治疗的持续时间可能会进一步降低癌症复发的风险，因此在某些情况下，医生可能会建议延长治疗时间。

（2）转移性乳腺癌患者。对于转移性乳腺癌患者，内分泌治疗通常是一个长期的治疗策略，可能需要持续多年，直到疾病进展或患者不能耐受治疗为止。在这种情况下，医生会根据患者的临床状况和疾病进展来决定是否继续治疗。

（3）个体化治疗。治疗的持续时间还会因患者的具体情况而有所不同。一些患者可能在几年后停止内分泌治疗，而另一些患者可能需要继续治疗更长时间。医生会根据病情监测、激素受体状态和患者的整体健康状况来调整治疗计划。

4.4.25　乳腺癌的内分泌治疗有哪些副作用？

内分泌治疗通常被认为是一种相对温和的治疗方法，但它仍然可能导致一些副作用，这些副作用的严重程度和出现频率因患者的个体情况而异。以下是一些常见的内分泌治疗的副作用：

（1）更年期症状。由于内分泌治疗通常涉及抑制雌激素的作用，因此患者可能会经历类似更年期的症状，如潮红、多汗、情绪波动、头痛等。

（2）骨密度减低。长期采用内分泌治疗可能导致骨密度减低，增加骨折的风险。因此，一些患者可能需要额外的骨密度监测和骨密度保护性治疗。

（3）关节痛和肌肉疼痛。一些患者可能报告关节痛和肌肉疼痛。

（4）阴道干燥和性生活问题。雌激素受体抑制剂可能导致阴道干燥和性生活问题，包括性交疼痛和性欲降低。

（5）心血管问题。内分泌治疗可能与心血管问题，如高血压和高胆固醇有关。因此，患者可能需要定期监测心血管健康。

（6）情绪和认知变化。一些患者可能报告情绪变化，如抑郁、焦虑或认知功能下降。

（7）体重增加。一些患者可能在内分泌治疗期间体重增加。

（8）其他副作用。其他可能的副作用包括恶心、呕吐、肝功能异常、皮肤反应等。以上所有的副作用都是可防可控的，关键是内分泌治疗期间定期进行检查。

4.4.26　什么是乳腺癌的去势治疗？去势治疗有哪些方法？

女性体内的激素，如雌激素和孕激素，可以促使某些类型的乳腺癌细胞生长。因此，通过去势治疗，可以降低或阻断这些激素的产生或作用，从而抑制癌细胞的生长。乳腺癌去势治疗，通常指的是通过去势（也称为激素治疗或内分泌治疗）来抑制乳腺癌细胞的生长。这种治疗方法主要适用于激素受体阳性的乳腺癌，即对雌激素或/和孕激素敏感的乳腺癌细胞。

（1）药物去势

① 雌激素受体拮抗剂（ER 拮抗剂），如他莫昔芬。它通过与雌激素受体结合，阻止雌激素对癌细胞的刺激。

② 芳香化酶抑制剂，包括阿那曲唑、来曲唑和依西美坦。它们通过抑制体内雌激素的产生，减少对乳腺癌细胞的刺激。

③ 孕激素受体调节剂（PR 调节剂），如米非司酮。它用于抑制孕激素对癌细胞的作用。

④ 黄体生成素释放激素拮抗剂（LHRH 拮抗剂），它通过抑制黄体生成素释放激素的作用，减少卵巢产生的雌激素。常见的包括高通量激素释放激素拮抗剂，如戈舍瑞林和亮丙瑞林。

⑤ 雄激素抑制剂，用于某些乳腺癌，尤其是男性患者或雄激素受体阳性的女性患者，可能有助于减缓肿瘤生长。

（2）手术去势

在乳腺癌治疗中，手术去势通常是指卵巢切除术。这种手术通常在更年期前的女性患者中进行，因为在更年期后，卵巢的雌激素产生量会显著减少。

手术去势并非所有乳腺癌患者的标准治疗，而是在特定情况下考虑的一种选择。通常，它可能作为激素治疗的一部分，或者在其他治疗方式（如手术、放疗、化疗等）

无法达到预期效果时考虑使用。

（3）放疗去势

也被称为卵巢放射治疗，是一种使用放射线来照射卵巢的治疗方法。这种治疗旨在抑制或破坏卵巢组织，降低或停止体内雌激素的产生。通常，这种方法用于激素敏感性的疾病或状况，其中激素的产生会促使疾病的发展，或者患者需要降低激素水平以达到治疗的目的。

当然，卵巢放疗在乳腺癌治疗中并非常见的选择，通常情况下，更常见的是使用药物来实现去势治疗，如抗雌激素药物或芳香化酶抑制剂等，这些药物可以通过口服或注射的方式来实现治疗，而不需要进行手术或放疗。

乳腺癌去势治疗通常是在手术、放疗或化疗等其他治疗方式之后，或者在无法进行手术的情况下进行的一种补充治疗。这种治疗方法可以用于预防癌症复发或减缓病情进展，特别适用于激素受体阳性的乳腺癌患者。治疗方案的选择须根据患者的具体情况和医生的建议来确定。

4.4.27　什么是靶向治疗？哪些乳腺癌需要做靶向治疗？

靶向治疗是一种癌症治疗策略，它专门针对肿瘤细胞中的特定分子或靶标进行干预，以抑制癌细胞的生长和扩散。这些分子或靶标通常是参与癌症发展和进展的关键因素。靶向治疗与传统的放疗和化疗不同，后者通常会同时影响癌细胞和正常细胞，导致更多的副作用。

以下是一些常见的靶向治疗的方法：

（1）靶向蛋白激酶抑制剂。这些药物可以抑制肿瘤细胞中的特定蛋白激酶，阻止其参与细胞生长和分裂的信号传导。例如，一些靶向蛋白激酶抑制剂被用于治疗某些类型的乳腺癌、肺癌和结直肠癌。

（2）单克隆抗体。单克隆抗体是一种可以与肿瘤细胞上的特定分子结合并抑制其功能的药物。它们可以用于识别和攻击肿瘤细胞。一些单克隆抗体被用于治疗乳腺癌、淋巴瘤和结直肠癌等癌症。

（3）免疫疗法。免疫疗法通过激活患者自身的免疫系统来攻击肿瘤细胞。例如，抗CTLA-4 抗体和抗 PD-1/PD-L1 抗体可以阻止癌细胞逃避免疫监视的机制。

（4）抑制肿瘤血管生成。一些药物可以抑制肿瘤细胞周围的血管生成，从而减少肿瘤的供血，如抗血管内皮生长因子抑制剂。

靶向治疗通常会根据肿瘤的分子特征和患者的具体情况进行个体化选择。这种治疗策略可以在某些癌症类型中取得良好的疗效，并且通常与较少的副作用相关。但要注意的是，靶向治疗可能对不同的癌症类型和患者产生不同的效果，因此治疗计划需要由专业医生根据具体情况制定。它通常被用作癌症治疗方案的一部分而与其他治疗方法（如化疗、手术或放疗）结合使用。

靶向治疗通常应用于激素受体阳性和/或 HER2 阳性的乳腺癌，以及一些其他特定类型的乳腺癌。以下是一些乳腺癌类型和情况，可能需要靶向治疗：

（1）激素受体阳性乳腺癌。如果乳腺癌细胞表达雌激素受体（ER）和/或孕激素受体（PR），靶向治疗通常包括内分泌治疗，如抑制雌激素的药物，这些药物有助于抑制癌细胞的生长和扩散，可以用于早期和转移性乳腺癌。

（2）HER2 阳性乳腺癌。如果乳腺癌细胞过表达 HER2 蛋白，靶向治疗通常包括抗 HER2 治疗，三种主要的药物为曲妥珠单抗、帕妥珠单抗和吡咯替尼，这些药物可以抑制 HER2 阳性乳腺癌的生长。现在一些 ADC 药物也进入抗 HER2 治疗领域，包括 DS8201 和 TDM1 等。

（3）三阴性乳腺癌。对于三阴性乳腺癌，其缺乏 ER、PR 和 HER2 表达，通常无法进行内分泌治疗或抗 HER2 治疗。在这种情况下，靶向治疗的选择有限，化疗可能是主要的治疗方式。

（4）BRCA 突变阳性乳腺癌。一些乳腺癌患者可能携带乳腺癌易感基因 BRCA1 或 BRCA2 的突变。对于这些患者，靶向治疗可能包括 PARP 抑制剂，这些药物可以干扰癌细胞的 DNA 修复机制。

（5）CDK4/6 抑制剂治疗。一些激素受体阳性乳腺癌患者可能会接受 CDK4/6 抑制剂治疗，例如哌柏西利、阿贝西利和达尔西利。这些药物可用于增强内分泌治疗的效果，延缓癌症的进展。

4.4.28 乳腺癌的靶向治疗需要做多久？

靶向治疗的持续时间取决于多个因素，包括乳腺癌的分子亚型、病情严重程度、治疗反应以及患者的整体健康状况。以下是一些常见情况：

（1）HER2 阳性乳腺癌。对于 HER2 阳性乳腺癌患者，术后辅助靶向治疗通常会持续一年或更长时间，具体药物选择和治疗持续时间将取决于患者的病情和治疗反应。一些患者可能会在化疗后继续使用抗 HER2 药物。

（2）激素受体阳性乳腺癌。对于激素受体阳性乳腺癌患者，内分泌治疗通常需要持续5年。这被称为标准内分泌治疗持续时间。当然，对于一些高危患者，医生可能会建议延长内分泌治疗的持续时间。

（3）CDK4/6抑制剂治疗。对于激素受体阳性、HER2阴性的乳腺癌患者，接受CDK4/6抑制剂治疗通常是一个长期的治疗策略，可能需要持续数年，直到疾病进展或患者不能耐受治疗为止。而术后辅助强化内分泌治疗，CDK4/6抑制剂通常使用2～3年。

（4）BRCA突变阳性乳腺癌。对于BRCA突变阳性的乳腺癌患者，接受PARP抑制剂治疗通常需要持续一段时间，具体持续时间会根据治疗反应和病情监测来确定。

需要强调的是，每位患者的情况都是独特的，治疗持续时间会根据个体的具体情况而有所不同。医生会根据患者的临床状况、治疗效果、不良反应和疾病进展来监测和调整治疗计划。患者应与医生讨论治疗计划，了解治疗的预期持续时间以及可能的副作用和风险。定期随访和检查对于确保治疗的有效性和安全性非常重要。

4.4.29 乳腺癌的靶向治疗有哪些常见的副作用？

靶向治疗通常相对较温和，与传统的放疗和化疗相比，通常产生较少的副作用。当然，靶向治疗仍然可能导致一些不适或不良反应，这些反应的类型和严重程度会因治疗药物的不同以及患者的个体情况而异。以下是一些常见的靶向治疗的副作用：

（1）皮肤反应。一些靶向治疗药物可能导致皮肤问题，如皮疹、干燥、瘙痒、疼痛或色素沉着。这些皮肤反应通常是轻度到中度的，但有时可能需要治疗。

（2）恶心和呕吐。一些患者可能会经历轻度的恶心和呕吐，这通常不如化疗引起的恶心和呕吐严重，但仍可能影响患者的生活质量。

（3）疲劳。疲劳是许多靶向治疗的常见副作用，患者可能会感到体力不支、无力和精力不足。

（4）腹泻或便秘。一些靶向治疗药物可能导致胃肠道问题，如腹泻或便秘。

（5）高血压。某些靶向治疗药物可能会引起高血压，患者可能需要监测血压，并在需要时接受治疗。

（6）肝功能异常。一些靶向治疗药物可能会影响肝功能，导致肝酶水平升高。医生通常会定期监测患者的肝功能。

（7）血小板减少。一些药物可能会导致血小板减少，增加出血的风险。这可能需要定期的血液检查。

（8）头痛。一些患者可能会经历头痛。

（9）心血管问题。某些靶向治疗药物可能与心血管问题有关，如心律不齐或心脏功能不全。患者可能需要定期监测心脏健康。

4.4.30　什么是骨保护治疗？哪些乳腺癌需要做骨保护治疗？

骨保护治疗是一种用于预防或减轻骨骼问题的治疗方法，通常应用于乳腺癌特别是那些接受内分泌治疗药物（如抑制雌激素的药物）或其他治疗引起骨骼问题的患者。这种治疗的目标是预防或减少癌症治疗对骨骼的不利影响，如骨密度减低和骨折的风险增加等。

骨保护治疗的常见做法包括以下几个方面：

（1）使用双膦酸盐药物。双膦酸盐药物，如阿仑膦酸和唑来膦酸，是一类用于防止骨质疏松症和骨折的药物。这些药物可以通过减缓骨组织的吸收来增加骨密度，从而减少骨折的风险。它们通常作为口服药物或注射药物使用。

（2）使用 RANK 抑制剂。如使用地舒单抗等。

（3）补充钙和维生素 D。钙和维生素 D 对于维护骨骼健康至关重要。癌症患者，尤其是接受骨保护治疗的患者，通常需要补充额外的钙和维生素 D，以确保骨密度的维持。

在使用骨保护剂的同时，适度的体育锻炼，尤其是重力负荷的锻炼，如步行、慢跑、举重等，有助于保持骨骼健康。医生通常会建议患者进行适当的体育锻炼。另外，内分泌治疗过程中要定期监测骨密度，以确保治疗的有效性，并在需要时调整治疗方案。

骨保护治疗通常考虑用于接受内分泌治疗的乳腺癌患者，特别是那些具有以下特点的患者：

（1）激素受体阳性。内分泌治疗通常用于激素受体阳性的乳腺癌患者，这意味着癌症细胞对雌激素或孕激素敏感。某些内分泌治疗药物（如抑制雌激素的药物）可能导致骨密度减低，增加骨折的风险。

（2）更年期前或更年期后。更年期前和更年期后的女性患者因雌激素水平的变化而更容易出现骨密度减低，因此，这些患者可能更需要接受骨保护治疗。

（3）长期内分泌治疗。接受长期内分泌治疗的患者，特别是那些已进入更年期或更年期后的女性，可能需要骨保护治疗，以减少骨密度减低和骨折的风险。

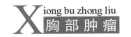
（4）具有其他骨密度减低风险因素。具有其他骨密度减低风险因素的患者，如家族史中有骨折史、吸烟、低体重指数（BMI）等，可能需要更多关注和骨保护治疗。

对于晚期乳腺癌患者，骨转移是常见的问题。骨转移可能导致疼痛、骨折、神经压迫等问题，严重影响患者的生活质量。对于已经发生骨转移的患者，除了针对原发病的治疗外，还需要进行骨保护治疗，以缓解疼痛、预防骨折等。

4.4.31　乳腺癌的骨保护治疗需要做多久？

骨保护治疗的持续时间根据患者的具体情况、治疗方案和治疗期间的骨密度监测结果而有所不同。一般来说，骨保护治疗可能需要在乳腺癌治疗期间或治疗后持续进行，以预防或减轻骨骼问题。以下是一些常见情况：

（1）内分泌治疗期间。如果患者接受内分泌治疗，如使用了抑制雌激素的药物，骨保护治疗通常会与内分泌治疗同时进行，持续5年或更长时间，具体的持续时间会根据患者的具体情况而定。内分泌治疗可能对骨密度产生不利影响，因此骨保护治疗有助于减少骨密度减低的风险，通常的使用频率是每半年一次。

（2）PARP抑制剂治疗。对于携带BRCA突变的乳腺癌患者，接受PARP抑制剂治疗时，可能需要在治疗期间继续骨保护治疗，以预防骨密度减低。

（3）其他情况。骨保护治疗的持续时间还可能受到其他因素的影响，例如患者的整体健康状况、治疗方案的持续时间和骨密度监测结果。医生通常会根据患者的具体情况和治疗计划来决定骨保护治疗的持续时间。

4.4.32　乳腺癌的骨保护治疗有哪些常见的副作用？

骨保护药物治疗相对温和，但是也会引发一些不良反应，主要包括以下几个方面：

（1）肌肉骨骼痛。一些患者可能会在骨保护治疗期间经历肌肉骨骼痛，通常表现为肌肉疼痛、关节疼痛或骨骼疼痛。这种疼痛通常是轻度到中度的。

（2）恶心和呕吐。少数患者可能会在骨保护治疗后经历轻度的恶心和呕吐，但这种情况相对较少见。

（3）低钙血症。某些双膦酸盐药物可能会导致低钙血症（血钙水平降低）。低钙血症的症状可能包括肌肉抽搐、手足搐动、麻木感、疲劳和抑郁等。患者可能需要定期监测血钙并补充钙和维生素D。

（4）胃肠道问题。一些患者可能会经历胃肠道问题，如腹泻、便秘、胃灼热或胃部不适。

（5）静脉注射相关的反应。如果骨保护药物以静脉注射的形式给予，一些患者可能会在注射后经历静脉注射相关的反应，如发热、头痛、寒战或肌肉疼痛。

（6）骨骼问题。在骨保护治疗中，一些药物如双膦酸盐类药物可能会引起颌骨坏死等严重不良反应，但这种不良反应的发生率较低。

（7）发热。首次使用双膦酸盐类药物时还可能出现一过性的发热不适，预防对症处理可以改善。

需要注意的是，骨保护治疗的副作用并非人人都会出现，而且大部分副作用是可以控制的。如果出现了任何不适症状，患者应及时就医，与医生进行沟通和咨询。医生会根据具体情况调整治疗方案，以减轻或消除不良反应。同时，患者也需要注意保持良好的口腔卫生习惯和饮食习惯，以降低不良反应的发生风险。

4.4.33　乳腺癌是否可以服用中药，是否影响药物的疗效？

乳腺癌治疗的关键是根据医生的建议接受标准的医学治疗，如手术、放疗、化疗、靶向治疗或内分泌治疗，以确保最佳的治疗结果。中药在乳腺癌的标准治疗中通常不是首要的治疗选择。虽然一些人可能会考虑将中药作为辅助治疗的一部分，但需要注意：

（1）药物相互作用。中药和标准药物之间可能存在药物相互作用，某些中药可能增加或减弱标准药物的疗效，从而影响治疗结果。这可能会对乳腺癌的治疗产生负面影响。

（2）副作用和安全性。中药也可能具有自己的副作用和安全性问题，特别是在未经充分研究和监测的情况下使用。这些副作用可能会与标准治疗的副作用相互叠加，增加治疗的风险。

（3）治疗监测。标准医学治疗通常会受到严格的监测，以确保治疗的效果和安全性。中药的使用可能会使治疗计划更加复杂，因为医生需要监测患者的整体状况以及潜在的药物相互作用和副作用。

总之，乳腺癌患者应始终遵循医生的治疗建议，包括接受标准的医学治疗。如果考虑使用中药，一定要与医生沟通交流，以确保中药与标准治疗相互协调，并在治疗过程中定期进行监测。作为患者，不要自行停止或更改任何治疗计划，而是要与医疗专业人员密切合作。

---- **4.5** ----

转移性乳腺癌诊疗相关问题

4.5.1 乳腺癌常见转移部位有哪些？一般什么时间出现？

部分乳腺癌患者在疾病控制不佳的情况下，可能会出现转移，常见的转移部位如下：

（1）淋巴结。淋巴结是最常见的乳腺癌转移部位之一。乳腺癌通常会首先转移到腋下淋巴结（腋窝淋巴结），然后可以扩散到锁骨下淋巴结和锁骨上淋巴结。淋巴结转移通常是乳腺癌转移的早期迹象。

（2）骨骼。骨骼是乳腺癌最常见的远处转移部位之一。它通常涉及骨盆、脊椎、股骨和肋骨等部位。骨转移可能导致骨疼痛、骨折和其他骨骼问题。

（3）肺部。肺部是另一个常见的远处转移部位。肺转移可能导致呼吸困难、咳嗽和胸痛等症状。

（4）肝脏。肝转移较为罕见，但在一些情况下也可能发生。肝转移可能导致黄疸（黄瘦）、腹胀和上腹部疼痛等症状。

（5）脑部。脑转移通常较为罕见，但在一些情况下可能发生。脑转移可能导致头痛、恶心、呕吐、精神状态变化和神经系统症状。

（6）其他器官。乳腺癌也可能转移到其他器官和组织，如肾上腺、卵巢、子宫、皮肤和眼睛等。

乳腺癌的转移时间因患者和病情而异。一些患者可能在初诊时已经有远处转移，而另一些患者可能在多年后才出现转移。定期的随访和影像学检查对于早期发现和管理转移至关重要。治疗转移的方法通常包括化疗、靶向治疗、放疗、手术和支持性治疗，治疗计划会根据病情的具体情况来确定。早期发现和治疗转移可以提高患者的生存率和生活质量。

4.5.2 转移性乳腺癌有哪些治疗手段？

转移性乳腺癌，根据病理类型、分子分型和转移部位的不同可以采取不同的治疗方法。现有的治疗方法简单归结如下：

（1）化疗。化疗是一种通过使用抗癌药物来控制癌症扩散的方法。化疗可以用于控制转移性乳腺癌的病情，减缓病情进展，并缓解症状。不同的化疗药物可以根据具体情况和需要进行组合使用。

（2）靶向治疗。靶向治疗是针对特定分子靶点的治疗方法，通常用于激素受体阳性、HER2 阳性或其他特定亚型的乳腺癌。例如，赫赛汀和帕捷特可以用于治疗 HER2 阳性的转移性乳腺癌。

（3）内分泌治疗。对于激素受体阳性的乳腺癌，内分泌治疗是一种常见的治疗方法，它可以通过降低体内雌激素水平来控制癌症的生长。内分泌治疗通常使用药物如他莫昔芬或阿那曲唑等。

（4）放疗。放疗可以用于控制肿瘤的生长、减轻疼痛或减少症状。它通常用于治疗骨转移或其他局部病灶。

（5）手术。在某些情况下，手术可能对控制转移性乳腺癌的病情有所帮助。例如，对于骨转移，手术可以用于稳定骨折或减轻骨疼痛。

（6）放射性核素治疗。对于骨转移，放射性核素治疗（如放射性磷或放射性同位素治疗）可以用于减轻骨疼痛和稳定骨病变。

（7）临床试验。患者还可以考虑参与临床试验，尤其是针对转移性乳腺癌的新治疗方法。临床试验为患者提供了尝试最新的治疗方法的机会，有助于推动医学科学的进展。

4.5.3 转移性乳腺癌常见化疗方案有哪些？

对于转移性乳腺癌患者，常用的化疗方案有：

（1）对于既往蒽环类药物治疗失败的复发转移性乳腺癌患者，通常优选紫杉类药物为基础的方案，包括白蛋白结合型紫杉醇、多西紫杉醇和紫杉醇。联合方案主要包括 TX（紫杉类药物＋卡培他滨）、GP（吉西他滨＋顺铂）、GT（吉西他滨＋紫杉类药物）和 TP（紫杉类药物＋顺铂），其他可选的药物包括卡培他滨、吉西他滨、长春瑞滨和铂类（顺铂、卡铂、洛铂）。

（2）对于蒽环类和紫杉类药物治疗均失败的复发转移性乳腺癌患者，可以选择的方案主要包括卡培他滨单药口服治疗、长春瑞滨单药静脉滴注治疗、吉西他滨联合顺铂或卡铂治疗以及根据基因检测结果选择靶向药物治疗等。现在也有一些新的化疗药物已进入临床，比如艾日布林，携带化疗药物的 ADC 类药物。

4.5.4 转移性乳腺癌治疗周期是多久?

转移性乳腺癌的治疗周期因患者的具体情况、治疗方案和病情进展而有所不同。治疗通常是一个持续性的过程,可能需要长期进行,甚至可能需要终身治疗。以下是一些常见的治疗周期:

(1)化疗周期。化疗的治疗周期通常是有限期的,通常为数周或数个月。具体的周期取决于使用的药物和患者的反应。在某些情况下,化疗可能需要多个疗程,随后可能会进行进一步的评估以确定是否需要继续治疗。

(2)靶向治疗周期。靶向治疗的周期也因药物和患者的情况而异。一些靶向药物可能需要持续使用,以维持对癌症的控制。例如,针对 HER2 阳性乳腺癌的赫赛汀通常需要持续使用,直至疗效不再明显。

(3)内分泌治疗周期。对于激素受体阳性的晚期乳腺癌,内分泌治疗通常是长期治疗,治疗周期通常为数个月,直至出现耐药。具体的周期须根据患者的病情和医生的建议而定。

(4)放疗周期。放疗的周期通常是有限期的,通常为数周。放疗可能用于治疗局部病灶或减轻疼痛。

(5)维持治疗。一些患者在初次治疗后,可能需要维持治疗,以延长疾病的稳定期。维持治疗可以包括定期的靶向治疗、内分泌治疗或其他治疗方法。维持治疗的时间长短由肿瘤控制情况决定。

在治疗过程中,患者需要定期进行复查和评估,以监测病情的变化和治疗效果。如果病情出现变化或不良反应,需要及时与医生沟通并调整治疗方案。

4.5.5 乳腺癌的治疗效果是如何进行评价的?

治疗效果的评价通常基于多个因素的综合评估,包括病情稳定时间、生活质量、生存期、不良反应等。具体可以通过以下方式进行评估:

(1)影像学检查。通过乳腺 B 超、X 线、CT、MRI 等影像学检查,观察肿瘤大小、范围、转移情况等的变化。如果肿瘤缩小或稳定,说明治疗效果良好。

(2)肿瘤标志物。通过检测血液中肿瘤标志物的水平可以了解肿瘤的变化情况。如果肿瘤标志物水平降低,说明治疗效果良好。

(3)患者症状。如果患者的症状得到明显缓解,如疼痛减轻、呼吸困难减轻等,说明治疗效果良好。

（4）生活质量。通过评估患者的日常生活质量，如睡眠、食欲、精神状态等，可以了解患者的症状是否得到改善。如果生活质量得到提高，说明治疗效果良好。

（5）生存期。通过观察患者的生存时间，可以了解患者的生存期是否延长。如果生存期得到延长，说明治疗效果良好。

需要注意的是，治疗效果的评价需要综合考虑多个因素，不能仅仅以肿瘤大小作为唯一标准。同时，治疗过程中可能出现的毒副作用也需要考虑在内。如果治疗效果不佳，需要及时调整治疗方案，以达到最佳的治疗效果。

4.5.6　哪些常见症状可能提示乳腺癌的骨转移？

骨转移是乳腺癌、肺癌等恶性肿瘤常见的并发症之一，当出现以下症状时，患者应警惕是否存在骨转移：

（1）骨痛。骨转移的首发症状是骨痛，通常在肿瘤发生骨转移的部位出现间歇性或持续性疼痛，疼痛程度会随着病情发展逐渐加重。尤其是在夜晚或活动后，疼痛可能会加重。

（2）骨折。骨转移可能导致骨折，尤其是当骨转移发生在脊柱、髋关节等承重部位时。骨折可能会引起剧烈疼痛、肿胀、活动受限等症状。

（3）局部肿块或肿胀。在受影响的骨骼区域可能出现肿块或肿胀，这些肿块通常是疼痛的来源。

（4）运动受限。骨转移可能导致肌肉和关节的不适，使患者的运动范围受限。

（5）碱性磷酸酶升高。碱性磷酸酶是一种反映骨细胞活化和骨形成的指标，当出现骨转移时，碱性磷酸酶水平可能会升高。

（6）血钙升高。骨转移可能导致骨细胞溶解，钙离子释放到血液中，导致血钙升高，这可能会引发一系列症状，如口渴、恶心、呕吐等。

（7）神经压迫。骨转移可能压迫神经，导致神经支配区域的麻木、无力、疼痛等感觉异常。

需要注意的是，根据这些症状并不能直接确定骨转移的存在，患者应尽早就医进行检查和评估。医生通常会根据患者的病史、体检、影像学检查和血液学检查等多个方面的综合信息来做出诊断。

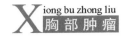

4.5.7 诊断乳腺癌骨转移需要哪些检查？

骨转移诊断的常用检查方法如下：

（1）骨扫描（骨显像）。骨扫描是一种常见的检查方法，用于寻找骨转移病灶。患者会接受一种放射性示踪剂的静脉注射，然后等待一段时间，医生会使用专用的摄像机拍摄患者全身的骨骼图像。骨扫描可以帮助医生检测骨转移的位置和数量。

（2）CT扫描。CT扫描可以提供更详细的骨骼图像，用于检测骨转移的位置和骨骼的结构。CT扫描可以在骨扫描之后进一步评估疾病的程度。

（3）MRI。MRI可以提供高分辨率的软组织和骨骼图像，对于评估骨转移的程度和影响周围组织的情况非常有用。MRI通常用于具体骨骼区域的详细评估。

（4）PET-CT扫描。PET-CT扫描结合了放射性示踪剂和CT扫描，可以同时评估肿瘤的活动程度和位置。这对于检测骨转移和其他部位的转移非常有用。

（5）骨病理学检查。通过取骨组织样本进行病理检查，以确定是否存在骨转移。这个过程通常需要进行骨穿刺或其他方式的取样。病理学是诊断骨转移的最精准的标准，但存在取材困难的问题。

（6）血液检查。医生可以通过一些血液检查，如测量骨特异性碱性磷酸酶和骨钙蛋白等，来评估骨骼健康状况和骨转移的可能性。

4.5.8 乳腺癌出现骨转移如何治疗？

（1）放射疗法。放疗是治疗骨转移的一种常见方法。它可以用来减轻疼痛、稳定骨骼、预防骨折和抑制骨转移病灶的生长。放疗通常是一种非侵入性治疗方法，患者通常不需要住院。

（2）药物治疗。药物治疗是治疗骨转移的另一重要方法。以下是一些可能使用的药物：

① 双膦酸类药物，如帕米膦酸和唑来膦酸，这些药物可以用来减轻骨疼痛、稳定骨骼和降低骨折风险。

② RANK抑制剂，如地舒单抗可以用来减缓骨转移的进展、降低骨折风险和减轻疼痛。

③ 化疗药物，在某些情况下，化疗药物也可以用来控制骨转移的病情。

（3）手术。手术可能用于治疗骨转移引发的骨折或骨骼不稳定情况。手术可以包括内固定手术（如钢板和螺钉）和支持性手术。

（4）骨强化治疗。有些患者可能需要骨强化治疗，包括使用增加骨密度的药物，以预防骨转移引发的骨折。

（5）靶向治疗。对于一些患者，特定的靶向治疗药物可以用于控制肿瘤的生长和减缓骨转移的进展。

（6）支持性疗法。骨转移可能伴随着疼痛、疲劳和其他不适，支持性疗法可以包括疼痛管理、营养支持、心理支持和康复治疗，以提高患者的生活质量。

4.5.9 为什么使用双膦酸盐类药物或地舒单抗治疗时需要补钙治疗？

在使用双膦酸盐类药物或地舒单抗治疗的同时采用补钙治疗是为了降低低钙血症的发生风险。这些药物会抑制破骨细胞的活性，减少骨钙的释放，导致血钙降低。如果患者血钙水平过低，可能会出现肌肉痉挛、心律失常等低钙血症症状，严重时甚至危及生命。因此，在进行这类治疗期间，应密切监测血钙水平，并在必要时给予补充钙、镁和维生素 D，以维持血钙平衡。补钙治疗可以降低低钙血症的发生风险，提高患者的安全性和治疗效果。

4.5.10 骨转移治疗效果如何评价？

骨转移的治疗效果可以通过以下方面进行评价：

（1）疼痛缓解情况。骨转移患者通常会出现骨痛症状，治疗后的疼痛缓解程度是评价治疗效果的重要指标之一。

（2）生活质量改善情况。骨转移患者的生活质量受到严重影响，治疗后的生活质量改善情况也是评价治疗效果的重要指标之一。

（3）骨代谢指标变化。骨转移患者的骨代谢指标会出现异常，治疗后骨代谢指标的变化也是评价治疗效果的指标之一。

（4）影像学检查。影像学检查可以帮助医生观察骨骼结构、骨密度水平、骨肿瘤包块、骨质损坏情况等变化，从而评价治疗效果。

（5）血液学检查。血液学检查可以检测血液中肿瘤标志物的水平，辅助判断治疗效果。

（6）整体生存期。整体生存期是评价治疗效果的最重要指标之一，通过观察患者的生存期，可以了解治疗效果的好坏。

需要注意的是，治疗效果的评价需要综合考虑多个因素，不能仅仅以单一指标作为评价标准。同时，治疗过程中可能出现的毒副作用也需要考虑在内。如果治疗效果不佳，需要及时调整治疗方案，以达到最佳的治疗效果。

4.5.11 哪些常见症状可能提示乳腺癌脑转移？

脑转移一般见于恶性肿瘤，可能会有的临床表现有：

（1）头痛。头痛是脑转移最常见的症状之一。这种头痛通常是持续性的、难以忍受的，并可能会加重。

（2）神经系统症状。脑转移可能影响神经系统功能，导致一系列相关症状，如失语、记忆力减退、思维问题、行为变化和认知功能下降。

（3）运动和协调问题。脑转移可能导致运动和协调问题，患者可能感到肌肉无力、行走不稳、手脚不协调等。

（4）感觉异常。脑转移有时会导致感觉异常，如感觉丧失、麻木、刺痛或疼痛。

（5）视觉问题。脑转移可能引发视觉问题，包括模糊视觉、双视、视野缺损或视觉丧失。

（6）癫痫发作。脑转移可能导致癫痫发作，患者可能突然出现抽搐、意识丧失和不自主的肢体运动。

（7）恶心和呕吐。脑转移可能刺激呕吐中枢，导致恶心和呕吐。

（8）行为和情绪变化。脑转移可能导致情绪不稳定、抑郁、焦虑和行为变化，患者可能变得易怒或情绪低落。

4.5.12 如果怀疑乳腺癌脑转移，需要做哪些检查？

医生会收集患者的病史，包括癌症病史和症状，同时进行临床评估，以确定患者的神经系统状况和症状，如采用神经学体格检查，包括测试感觉、运动、协调和认知功能，以确定是否存在神经系统症状。

脑转移的主要诊断方法之一是影像学检查，它可以帮助医生确定脑内的病灶位置、数量、大小和性质。常用的脑影像学检查包括：

（1）脑部 CT。脑部 CT 扫描可以提供高分辨率的脑部图像，用于检测和定位潜在的脑转移病灶。

（2）脑部 MRI。MRI 可以提供更详细的脑部图像，对于检测小的或多发性脑转移病灶非常有用。

（3）PET-CT 扫描。可以在寻找其他部位的肿瘤病灶的同时诊断发现脑转移，但是对于小病灶诊断的清晰度不够。

实验室化验也可以发现一些特殊的脑转移。如脑脊液检测可以明确是否有肿瘤细胞或其他异常细胞存在于脑脊液中，通常通过脑脊液穿刺来获取脑脊液样本。在某些情况下，医生可能需要进行脑组织活检，以明确诊断是否为脑转移病灶，通常需要通过手术或穿刺来获取脑组织样本。

4.5.13 乳腺癌出现脑转移如何治疗？

明确乳腺癌脑转移后，需要采取一些局部和全身的治疗以控制肿瘤和减轻症状。

（1）手术切除。对于单个且较大的脑转移病灶，手术切除可能是一个有效的治疗选择。神经外科医生会尽力切除肿瘤，以减轻压力和症状，并提供组织样本进行病理学检查。手术通常在合适的候选患者中进行。

（2）放射治疗。放射治疗是治疗脑转移的常见方法之一。它可以通过多种方式进行，包括整脑放射疗法、局部脑放射疗法和部分脑放射疗法。放射治疗的目标是破坏肿瘤细胞而不损伤正常脑组织。

（3）伽马刀。伽马刀是一种高精度的放射治疗，可以用于治疗小的、局部的脑转移病灶，通常在患者无法手术切除或不适合手术的情况下使用。它可以提供非常精确的剂量，以最小化对周围正常脑组织的伤害。

（4）抗肿瘤药物治疗。某些药物，如激素、靶向治疗药物或化疗药物，可以用于治疗脑转移。但由于脑血管屏障可以限制药物透进脑内，因此不是所有抗肿瘤药物都能有效治疗脑转移。

（5）药物对症治疗。旨在减轻症状，包括疼痛管理、抗癫痫药物、激素治疗和抗恶心药物等，以提高患者的生活质量。

脑转移的治疗并不是单一选择哪一种治疗方式，多数情况下需要多种方式综合使用，具体需要根据医生的评估决定。

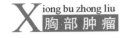
4.6

乳腺癌与遗传的关系

4.6.1 乳腺癌会遗传吗？

乳腺癌有一定的遗传倾向，但并非所有乳腺癌都会遗传。遗传性乳腺癌主要涉及 BRCA1 和 BRCA2 这两个基因的突变。如果一个家族中有多人患有乳腺癌，特别是一级亲属（如母亲、姐妹、女儿）患有乳腺癌的情况，那么该家族的女性成员可能合并这两个基因的突变，容易罹患乳腺癌或卵巢癌，而且可能会在比较年轻的时候发生乳腺癌。

当然，即使存在 BRCA 基因突变，也并不意味着一定会得乳腺癌。因此，年轻的女性在发现家族中有乳腺癌病史时，建议向医生作遗传咨询，同时进行定期筛查，如乳腺自查、乳腺超声检查和钼靶摄片等，以便早期发现并采取相应的治疗措施。

4.6.2 家族中有乳腺癌患者，如何早预防、早发现？

如果家族中有乳腺癌患者，以下是一些预防和早期发现的建议：

可以向家里的长辈了解她们是否曾经患有乳腺癌，以及她们的患病年龄、治疗方法和后续情况。这有助于了解自己的患病风险，并提早采取预防措施。

如果你的家庭中有多名直系亲属患有乳腺癌，那你从 20 岁开始就应该定期进行乳腺检查。建议每个月进行一次乳腺自查，每半年到一年接受一次专业乳腺检查。专业乳腺检查是指每年进行一次乳腺钼靶检查或乳腺超声检查。乳腺钼靶检查是一种可以检测到微小钙化灶的影像学检查方法，对早期发现乳腺癌非常有帮助。但是对于 35 岁以下的女性，因其乳腺组织较为致密，同时从减少辐射的角度出发，原则上建议行乳腺超声检查。

如果家族中有 BRCA1 或 BRCA2 基因突变，可以考虑进行基因检测。如果检测结果阳性，可以根据具体情况考虑采取一些预防措施，如手术、药物治疗或保持健康生活方式来降低患乳腺癌的风险。

保持健康的生活方式可以降低患上乳腺癌的风险。建议均衡饮食，避免高脂、高糖、高热量食物的摄入，多进行体育锻炼，保持健康的体重，避免长期服用激素类药物等。怀疑存在遗传性乳腺癌可能时，应时刻关注乳腺的变化，如果乳房或其周围出现任何不寻常的症状，如肿块、疼痛、皮肤凹陷等，应及时就医进行检查。

4.6.3　需要预防性切除乳房吗?

预防性切除乳房是一种极端的手段,通常只在特定的高危人群中考虑。根据 2019 年美国国家综合癌症网络的风险降低指南,当女性被检出携带有乳腺癌相关高致病性基因突变,或有强烈的乳腺癌、卵巢癌家族史,或于 30 岁前接受过胸部放疗史者,可考虑行预防性乳房切除手术。

预防性乳房切除手术可以使 BRCA 基因突变携带者乳腺癌发病风险降低 85%～90%。然而,这种手术对 60 岁以上的女性没有意义,因为手术并不能改变已经存在的乳腺癌病变。因此,是否需要预防性切除乳房需要根据个体情况来评估。对于具有上述高危因素的女性,如果预期能够从手术中获益,并且手术风险和术后生活质量的影响在可接受的范围内,那么预防性乳房切除手术可能是一个合理的选择。但是,对于没有这些高危因素的女性,则通常不推荐预防性乳房切除手术。

请注意,这是一个非常个人化的决策,做决定前应充分了解和评估手术的益处和风险,并与医疗专业人员进行充分的讨论和咨询。

4.7

乳腺癌患者生活相关问题

4.7.1　乳腺癌治疗结束后应该怎么复查?

乳腺癌患者在治疗结束后,需要定期进行复查以监测疾病的状况。

(1)临床随访。患者通常会定期进行临床随访,这包括与医生面对面的检查。医生会检查患者的乳房(包括健侧乳房)和腋下、锁骨上淋巴结,询问患者是否有任何新的症状或不适。

(2)时间安排。根据乳腺癌的不同阶段,复查的时间安排有所不同。一般来说,治疗结束后第一年内,每三个月进行一次复查;第二年到第五年,每六个月进行一次复查;第五年以后,每年进行一次复查。

(3)复查项目。每次复查都需要进行全面的病史询问、体格检查、血液学检查(包括血常规、肝肾功能、血糖、电解质等)以及影像学检查(包括乳腺及其引流区的淋巴结、肝脏、肺、骨等部位的超声、CT、MRI 等)。此外,根据患者具体情况,还可能需要进行胸片、妇科彩超、骨扫描等特殊检查。

（4）一些特殊的检查。对于一些患者，特别是那些接受抗雌激素治疗的女性，骨密度测定可能是必要的，以监测骨骼健康。对于接受某些治疗的患者，如心脏毒性可能与化疗药物、靶向药物和放疗心脏累及相关，心脏健康评估也可能是必要的。

需要注意的是，不同患者的具体病情和治疗方案可能会有所不同，因此复查的时间安排和项目可能会根据个体情况有所调整。此外，患者应该在治疗结束后与医生进行详细的沟通，了解自己的病情和治疗方案，以便更好地理解和配合复查工作。同时，患者也应该注意保持良好的生活习惯和心理状态，积极配合医生的治疗和复查计划，以提高生存质量和预后。

4.7.2 乳腺癌术后为什么会出现手臂肿胀，是淋巴水肿吗？

淋巴水肿是一种因淋巴系统受损或阻塞而引起的体液积聚疾病。淋巴系统是人体的一部分，起到排除体内多余液体、细胞废物和病原体的作用。当淋巴管道或淋巴结受损或移除后，淋巴液无法有效流回淋巴系统，导致液体在组织中积聚，引发淋巴水肿。

淋巴水肿通常发生在肢体，尤其是手臂或腿部。它可以是一侧或双侧的，取决于淋巴系统的损害程度。淋巴水肿的症状和体征包括：

（1）肿胀。受影响的部位会出现持续性的肿胀，可能会导致肢体变得更加粗壮或不对称。

（2）沉重感。患者可能感到受影响的部位沉重、紧张或不适。

（3）疼痛或不适。淋巴水肿可能伴随着疼痛或不适。

（4）皮肤变化。受影响的皮肤可能会变得坚硬、粗糙，甚至出现溃疡。

淋巴水肿最常见的原因之一是在乳腺癌治疗中切除腋窝淋巴结或乳腺癌手术后淋巴系统损伤。其他原因可能包括感染、创伤、遗传因素、先天性淋巴系统异常和其他肿瘤引起的淋巴道阻塞。

4.7.3 怎么防治乳腺癌术后淋巴水肿？

淋巴水肿的预防和治疗可以从以下几个方面进行：

（1）保持卫生。预防淋巴水肿平时要注意保持局部卫生，尤其是患有足癣、毛囊炎等的人群，这类人可能会伴发淋巴管炎，若反复发作会使淋巴出现破损，进而引起淋巴水肿。

（2）避免紧身衣物。平时注意穿宽松透气的棉质衣物，减少衣物和皮肤的摩擦，避免衣服过紧而引起肌肉劳损，可帮助预防淋巴水肿。

（3）调整饮食。平时在饮食上注意不要吃辛辣、刺激的食物，建议低盐饮食，可减少腹内压增加所致的淋巴回流受阻，进而达到预防淋巴水肿的效果。

（4）及时用药。在出现创伤后，要及时使用抗生素，如富马酸阿奇霉素片、红霉素片，不要让其发展成淋巴管炎，最终造成淋巴水肿。

对于已经发生淋巴水肿的患者，可以采用保守治疗和手术治疗两种方法。保守治疗包括药物治疗（如使用抗生素等抗炎药物）、物理治疗（如采用微波疗法、手法淋巴引流等）以及佩戴特殊的医用弹力袜等；手术治疗主要包括显微手术和人工淋巴道重建等，需要根据患者的具体情况选择合适的方法。

4.7.4　乳腺癌治疗以后还能怀孕吗？

乳腺癌患者在治疗结束后可以怀孕，但是需要满足一些条件：

（1）患者在治疗过程中没有受到严重的身体损伤，身体已经基本恢复，内分泌水平和激素水平恢复正常。

（2）患者需要经过全面的孕前检查，确保卵巢等器官没有异常情况，才能考虑怀孕。

（3）患者在怀孕前最好咨询医生，了解怀孕对身体状况的影响，以及怀孕后可能出现的风险和并发症。

（4）患者在怀孕后需要密切关注身体的状况，定期进行产检，以便及时发现任何异常情况。

总之，乳腺癌患者在治疗结束后可以怀孕，但需要满足一定的条件并进行全面的孕前检查。在怀孕期间，患者需要密切关注身体的状况，以确保母婴健康。

4.7.5　乳腺癌治疗对生育功能有哪些影响？

乳腺癌治疗可能对生育功能产生多方面的影响，这取决于所使用的治疗方法、患者的年龄和个体差异。以下是采用不同治疗方法可能产生的影响：

（1）化疗。化疗药物可以对卵巢功能产生不同程度的影响。某些药物可能会导致月经不规律或暂时停止月经（闭经），这可能会影响怀孕的机会。这种影响通常是暂时的，但在一些情况下可能会持续较长时间。

（2）内分泌治疗。内分泌治疗通常包括使用激素抑制剂，如选择性雌激素受体调节剂或芳香化酶抑制剂，这些药物可以影响卵巢功能，降低雌激素水平，从而影响生育能力。

（3）手术。如果接受了乳腺癌手术，如乳腺切除术或腋窝淋巴结清扫术，手术本身通常不会直接影响生育能力，但手术后的康复期可能会出现体力不支等，影响性生活和生育的机会。

（4）放射疗法。如果接受了乳腺癌的放射疗法，放射线可能会对卵巢造成一定程度的辐射损伤，导致卵巢功能受损。

（5）年龄因素。年龄是影响生育能力的重要因素，随着年龄的增长，女性的生育能力会逐渐下降。因此，如果乳腺癌治疗结束后计划怀孕，年龄因素可能会对成功怀孕产生影响。

在为生育年龄的肿瘤患者制定治疗方案前，医生应当告知其不孕的可能性；对于有生育要求的患者，应该做好保留生育能力的准备。常用方法有化疗期间的激素疗法、卵子及胚胎冷冻保存、卵巢皮质切片冷冻保存与卵巢移植。

4.7.6 乳腺癌治疗会提前绝经吗？需要注意哪些方面？

乳腺癌治疗有时会对卵巢功能造成较大的影响，可能导致提前绝经。

一些乳腺癌患者需要接受内分泌治疗，如使用选择性雌激素受体调节剂或芳香化酶抑制剂，这些药物通常会降低体内雌激素的水平，进而影响月经周期，在一些情况下，可能导致月经不规律，甚至提前绝经。化疗药物也可能对卵巢功能产生影响，导致月经不规律或闭经。这种影响通常是暂时的，但在一些情况下可能会持续较长时间。

乳腺癌患者的年龄在影响提前绝经的概率上起着关键作用。年龄越大，出现提前绝经的可能性较低。

如果出现提前绝经的情况，需要注意以下三个方面：选择清淡、易消化的食物，避免油腻、辛辣、刺激性食物；尽量保持规律生活，保证充足的休息，避免过度劳累；乳腺癌的治疗会带来较大的心理压力，因此需要积极调整心态，保持心情舒畅。

4.7.7 什么是卵巢保护？哪些乳腺癌需要卵巢保护？有哪些方法可以应用？

卵巢保护是一种治疗策略，旨在保护年轻女性患者的卵巢功能，防止在乳腺癌治疗中因化疗或内分泌治疗而导致的卵巢功能丧失或早绝经。

在接受化疗之前或同时对卵巢功能进行抑制，可以减少化疗对卵巢的损伤，降低早绝经的风险。卵巢抑制可以通过手术（卵巢冷冻）或药物（如高度选择性雌激素受体调节剂等）来实现。

目前保护生育功能的主要技术有卵母细胞冷冻技术、卵母细胞体外成熟技术、胚胎冷冻技术以及卵巢组织冷冻技术等。其各自特点如下：

（1）卵母细胞冷冻技术

适用于已婚或未婚患者，目前该技术已逐渐趋于成熟。卵母细胞数量是决定妊娠成功与否的关键，一般认为至少需要 15 个卵母细胞才能获得 50％成功妊娠的机会。

（2）卵母细胞体外成熟技术

该技术的优点在于未成熟卵母细胞可在月经周期任何时间取卵，减少患者进行促排卵方案的经济与时间花费，避免卵巢过度刺激综合征的发生。但由于未成熟卵泡体积小，取卵需要特定设备，且经体外培养后成熟的卵母细胞与成熟卵母细胞相比，着床率更低，在肿瘤患者保护生育功能中主要用于无法延迟肿瘤治疗的患者。

（3）胚胎冷冻技术

该技术发展已超过 30 年，是目前最成熟的生育力保护技术。胚胎经玻璃化冷冻、复苏与移植后，有效性与新鲜胚胎相当，且胚胎冻存时间不影响活产率。但胚胎冻存的前提必须有供体精子，由于伦理问题，在我国只适用于已婚女性，对于青春期前和未婚女性是不可行的。

（4）卵巢组织冷冻技术

这项技术是针对青春期前女性和癌症治疗无法被延迟的患者保护生育力的有效方法。冻存的卵巢组织经过复苏、移植，组织存活率超过 95％，1 次移植后平均存活时间为 4～5 年，累计活产率可达到 40％以上。卵巢组织冻存技术不仅可以保护生育能力，还可以恢复卵巢内分泌功能，避免超促排卵所致的激素水平上升，是乳腺癌患者保护生育能力的最佳选择之一，尤其对于激素受体阳性、未婚、急需化疗等情况的患者。

冷冻保存卵母细胞/胚胎/卵巢组织是目前针对未来计划生育的年轻女性保留生育能力的标准策略，为有生育需求的乳腺癌患者保存生育功能提供了更多的可能。但在实际应用过程中还是有相应的条件限制，也比较难做到普及。应用于卵巢功能保护的药物主要是促性腺激素释放激素激动剂（GnRHa）。GnRHa 可以竞争性结合促性腺激素释放激素（GnRH）受体，抑制垂体释放黄体生成素（LH）和卵泡刺激素（FSH），进而降低患者体内雌激素水平，可以改善绝经前 HR＋并且伴有中高危复发风险的乳腺癌患者的预后。除了用于治疗乳腺癌之外，近年来越来越多的研究显示，GnRHa 也可以用于卵巢功能的保护，绝经前乳腺癌患者在化疗期间使用 GnRHa 可减少卵巢早衰并提高妊娠率，且无论 ER 状态患者均获益。

近年来，年轻人乳腺癌的发病率显著增加，随着治疗方案的进展，乳腺癌的死亡率已得到良好控制。在年轻癌症患者中，超过 70％患者有生育愿望。但受化疗影响，部分患者出现卵巢功能早衰，卵巢储备功能降低，对患者生育功能和后续生活质量都有较大影响。所以，对于未来有生育需求的年轻乳腺癌患者，建议化疗前与妇产科和生殖专科医师讨论决定卵巢功能保护策略，其中包括化疗前使用生育力保护技术冷冻胚胎、卵子和卵巢等，以及在化疗期间应用 GnRHa 来预防卵巢早衰，保护卵巢功能，提高患者生活质量。但具体生育力保护方法及时机需要针对每位患者的实际情况讨论，同时也需要寻求专业生殖内分泌专家的指导与帮助。

4.7.8 什么是绝经？怎么判断我有没有绝经？

绝经一般是指月经永久性终止，提示卵巢合成的雌激素持续性减少。绝经可以分为自然绝经和人工绝经，满足以下任意一条，都可认为达到绝经状态：

（1）双侧卵巢切除术后。

（2）年龄 60 岁以上。

（3）年龄低于 60 岁，自然停经时间 12 个月以上，在一年内没有接受化疗、他莫昔芬、托瑞米芬或抑制卵巢功能的情况下，卵泡刺激素（FSH）和雌二醇水平在绝经后的范围内。

（4）年龄低于 60 岁，正在服用他莫昔芬或托瑞米芬的患者，FSH 和雌二醇水平连续两次在绝经后范围内。

正在接受 LH-RH 激动剂或拮抗剂治疗的患者无法判定是否绝经。

正在接受辅助化疗的绝经前妇女，停经不能作为判断绝经的依据。因为尽管患者化疗后停止排卵或出现停经，但卵巢功能仍可能正常或有恢复可能。对于化疗引起停经的妇女，如果考虑以芳香化酶抑制剂作为内分泌治疗，则需要进行卵巢切除或连续多次检测 FSH 和/或雌二醇水平以确保患者处于绝经后状态。

4.7.9 乳腺癌需要控制体重吗？应该怎么吃？

体重管理在乳腺癌的预防和治疗中都具有重要作用。保持健康的体重对于降低患乳腺癌的风险非常重要。过度肥胖或肥胖与乳腺癌的发生和复发风险有关。

（1）均衡饮食。采用均衡饮食有助于维护健康体重并提供身体所需的营养。饮食中应包括大量的蔬菜、水果、全谷物、蛋白质（如鱼肉、鸡肉、豆类和坚果）以及健康的脂肪（如橄榄油和坚果油）。

（2）限制高糖食物和饮料。高糖饮食与肥胖和糖尿病风险增加有关，这些因素又可能与乳腺癌的风险相关。尽量限制糖分高的食物和饮料的摄入。

（3）控制脂肪摄入。高脂肪饮食可能与乳腺癌的风险增加有关。尽量选择低脂食物，并减少饱和脂肪酸的摄入。

（4）适量摄入蛋白质。蛋白质对于身体的维持和修复非常重要。应选择瘦肉、鱼类、豆类、坚果等健康的蛋白质来源。

（5）控制酒精摄入。酒精摄入与乳腺癌的风险增加有关，应尽量限制酒精的摄入量。

（6）多食纤维食物。纤维丰富的食物有助于维持健康的体重，并可以改善肠道健康。蔬菜、水果和全谷物是良好的纤维来源。

（7）保持适当的水分摄入。确保喝足够的水对于身体健康和代谢非常重要。

（8）规律运动。适度的体育锻炼有助于体重管理，提高免疫系统功能，减少患癌风险。每周至少 150 分钟的中等强度有氧运动或 75 分钟的高强度有氧运动被认为是健康的建议。

总之，乳腺癌患者应该根据自己的身体状况和医生的建议，制订适合自己的饮食计划，以控制体重和保持健康。同时，患者应该注意调整饮食结构，多吃新鲜蔬菜和水果，控制脂肪摄入，避免过度食用红肉，以降低乳腺癌复发的风险并提高生活质量。

4.7.10　得了乳腺癌需要注意哪些生活习惯方面的改变？

（1）体重管理。保持健康的体重对于乳腺癌患者非常重要。控制体重可以降低乳腺癌的复发风险，改善治疗的效果，并减少患上其他慢性疾病的风险。

（2）骨密度监测。某些乳腺癌治疗，特别是内分泌治疗，可能对骨密度产生不利影响。因此，定期进行骨密度检查是很重要的，可以监测骨健康，以及时采取适当的措施来保护骨骼。

（3）保护心脏健康。某些药物和治疗方法可能与心脏健康相关。确保定期检查心脏健康指标，如血压和胆固醇水平，采取措施来保护心脏。

（4）戒烟。吸烟与乳腺癌的风险增加有关，同时也与其他健康问题相关。戒烟可以改善身体健康状况和生活质量。

（5）适量饮酒。大量饮酒与乳腺癌的风险增加有关，要确保限制酒精摄入量。

（6）减少生活压力。情绪压力和焦虑可能会影响免疫系统和整体健康。采取有效的应对压力的策略，如冥想、瑜伽、运动或咨询心理医生，有助于提高生活质量。

最重要的是，一旦罹患乳腺癌，一定要遵循医疗专业人员的建议和治疗计划，定期复诊、接受推荐的检查和治疗。

4.8
乳腺癌情感相关问题

4.8.1 确诊乳腺癌后，患者会有哪些情绪波动？

确诊乳腺癌后，患者可能会经历一系列情绪波动。以下是一些常见的情绪反应：

（1）焦虑和恐惧。这是最常见的情绪反应之一。患者可能会感到害怕，对治疗的未知，对未来的不确定性，疼痛和可能的身体变化，都会增加焦虑情绪。

（2）沮丧和悲伤。乳腺癌诊断可能引发悲伤情绪，因为患者可能感到自己失去对自身健康和生活的控制。疾病治疗中的副作用也可能进一步导致沮丧感的增加。

（3）愤怒和愤恨。一些患者可能会感到愤怒，认为世界对其不公，为什么这个疾病会落在自己身上；或者对自己的身体本身感到不满，丧失自信心。

（4）不安和挫败感。治疗过程可能会让患者感到不安，尤其是在面临多次医疗检查、手术和化疗等程序时。有时治疗的效果也不如预期，这可能导致挫败感。

（5）否认和回避。有些患者可能会否认自己的病情，拒绝接受正规的治疗或者四处求医、寻找各种偏方。这可能是因为他们无法接受这个事实，或者希望逃避现实。

（6）希望和乐观。虽然面临困难，但一些患者仍然能够保持乐观和希望，积极面对治疗。

（7）不确定性。不知道治疗的结果和未来会如何发展可能会导致不确定性和担忧。

（8）担心影响社交和家庭关系。患者的亲人和朋友也可能经历情感波动，这可能导致患者感到担忧，如担心给家庭造成负担等。

（9）担心身体形象问题。乳腺癌治疗可能影响身体形象，尤其是对于接受乳腺切除手术的患者。这可能引发自尊心和身体形象方面的问题，所以从医学角度，鼓励能进行保乳手术的患者尽可能选择保乳手术，或者创造条件进行保乳治疗。

（10）担心性健康问题。治疗可能对性健康产生影响，特别是年轻的乳腺癌患者，包括性功能和性自信问题，这也可能导致情感波动。

（11）接受和适应。随着时间的推移，大部分患者可能会逐渐接受自己的病情并适应治疗和康复过程。他们可能会意识到自己需要寻求支持和帮助，并与他人分享自己诊疗的经验和感受。

以上所有这些情绪反应都是正常的。每个人在面对重大疾病时都会有不同的反应，重要的是要允许自己感受这些情绪，并寻求专业的心理支持和治疗。如果患者感到情绪上的困扰，不要犹豫，及时向家人、朋友或医疗专业人员寻求帮助。

4.8.2 如何跟家人谈论自己得了乳腺癌这个疾病？

如果你不幸诊断为乳腺癌，在自我接受的同时还需要明明白白地告知家人，让他们和你一起努力战胜疾病，以下是沟通的具体要点：

（1）选择合适的时机和地点。选择一个安静、没有干扰的时候，用足够的时间来深入谈论。

（2）用坦诚的方式解释情况。以简单明了的语言解释诊断结果和治疗计划，以确保家人能够理解。

（3）了解信息。在与家人谈论之前，确保自己了解乳腺癌，包括症状、诊断、治疗和预后等方面的基本信息，有助于回答他们可能的问题。

（4）向他们展示希望。强调治疗的进展和成功案例，以便家人知道患了乳腺癌并非绝望的局面，而是有希望的。

（5）定期更新信息。定期向家人告知治疗的情况，以确保他们了解自己的健康状况和治疗进展。

（6）根据年龄调整信息。根据子女的年龄来调整谈话的方式和内容，确保他们能够理解。最重要的是保持开放的沟通和支持，关心子女的感受和需要，让子女知道他们可以随时与自己谈论感受和问题，这可以帮助他们应对困难并建立更亲密的家庭关系。而对于自己的父母，谈论的焦点以宽慰为主，因为父母可能比你自己更担心疾病的风险。

总之，与家人谈论乳腺癌需要坦诚、尊重和理解，帮助他们更好地理解和应对这种疾病。

4.8.3 家人或朋友得了乳腺癌，我们该怎么去安慰？

如果你的家人或朋友得了乳腺癌，你可以采取以下措施来安慰他们：

（1）表达关心和支持。向朋友表达关心和支持，说明你会一直陪在他们身边，倾听他们的感受和需要。

（2）尊重他们的处理方式。每个人对癌症的处理方式都不同，有些人可能想要谈论它，而其他人可能更愿意保持沉默。不要强迫他们做任何他们不想做的事情。

（3）提供实际帮助。询问他们是否需要任何实际上的帮助，如购物、照顾家庭或陪同去医院。提供帮助的方式可以减轻他们的负担。

（4）鼓励积极生活方式。支持他们继续保持健康的生活方式，包括均衡的饮食、适度的锻炼和足够的休息。这有助于改善他们的免疫力和精神状态。

（5）避免负面言辞。避免说一些可能让他们感到不安的负面言辞。相反，要鼓励他们保持积极的态度，但不要强迫。

（6）提供心理支持。乳腺癌治疗可能对患者的心理健康产生影响，如果他们感到情绪困扰，鼓励他们寻求心理健康专业人员的支持，或者和他们一起分享一些快乐以缓解其不安的情绪。

（7）尊重隐私。乳腺癌是一个私人的健康问题，尊重他们的隐私，不主动将其情况告诉其他人，除非他们明确同意。支持和关心可以对情感和心理健康产生积极的影响。倾听和理解是关键，要让他们感受到自己是其身边最重要的支持者之一。

（8）尊重他们的感受。尊重他们的感受和情绪反应，不要试图压抑或忽视他们的情感。让他们知道你理解他们的感受，并允许他们有情绪的宣泄。

（9）提供信息和资源。如果他们需要了解关于乳腺癌的信息或寻找相关资源，尽可能提供帮助。你可以为他们提供书籍、文章、医疗信息等资源，以帮助他们更好地了解病情和治疗过程。

（10）鼓励积极心态。鼓励他们保持积极的心态，相信自己的能力和医生的治疗计划，让他们知道这个病是可以治疗的，现代医学有很多成功案例，乳腺癌可以参照慢性病来管理。

（11）避免给予压力。尽量避免给他们压力或提出建议，除非他们主动询问你的意见。尊重他们的决定和自主权，让他们自己做出最适合自己的选择。

家人或朋友能为患者做的就是给予他们关爱和支持，让他们感到不孤单，保持经常的沟通，并提供实际的帮助，以帮助他们度过这个阶段。

后 记

习近平总书记指出，人民健康是民族昌盛和国家强盛的重要标志，要把保障人民健康放在优先发展的战略位置，以普及健康生活、优化健康服务、完善健康保障、建设健康环境、发展健康产业为重点，加快推进"健康中国"建设，努力全方位、全周期保障人民健康。高质量发展是全面建设社会主义现代化国家的首要任务，随着我国卫生事业发展进入了深层次建设阶段，全面推进以人民为中心的卫生健康事业高质量发展，是全面推进"健康中国"建设的根本途径，也是实现中国式现代化的本质要求，这就要求医学工作者在提高自身专业水平的同时，也要注重加强医学健康知识的宣传普及，提升全民健康意识。

新中国成立以来，特别是改革开放以来，随着我国综合国力的增强，我国的卫生健康事业取得了长足的发展，人民群众的健康水平也显著提高，各项指标均达到世界平均水平，有些指标甚至已经超过了西方发达国家。但是，也要看到，随着人口老龄化的发展，生态环境、生活方式等的变化，近些年来我国居民中肿瘤的发病率、病死率等均居高不下。2019 年，国家卫健委制定了《健康中国行动（2019—2030 年）》发展战略，以"大卫生、大健康"为理念，坚持预防为主、防治结合的原则，以基层为重点，以改革创新为动力，中西医并重，把健康融入所有政策，针对重大疾病和一些突出问题，聚焦重点人群，实施 15 个重大行动，政府、社会、个人协同推进，建立健全健康教育体系，促进以治病为中心向以健康为中心转变，提高人民健康水平，其中癌症防治行动即为该发展战略的重要内容之一。《健康中国—肿瘤防治科普系列丛书》的编著，是从事肿瘤治疗和研究的一线专家、学者们，立足于"健康中国行动"，坚持"以人民为中心"而编写的面向非专业的普通人民群众的科普教育丛书。

丛书主要系统介绍肿瘤的发生、进展、治疗、转归的各个机制和环节，从而帮助人们正确认识肿瘤、正确预防肿瘤、正确对待治疗，提高全民防癌意识，降低肿瘤发病率，提高肿瘤早诊率，注重肿瘤规范诊疗和科学康复，努力实现肿瘤防治的全周期覆盖，以在普及肿瘤防治知识的基础上最大限度地降低肿瘤的发病率，提升肿瘤的治愈率，提升人民群众的健康水平。

自 2015 年开始，由本人（时任中国临床肿瘤学会理事、南京医科大学附属无锡第二医院肿瘤内科主任、教授、研究生导师）总策划主编的系列肿瘤临床学术专著在东南大学出版社陆续出版后，引起了肿瘤学界的热烈反响。系列图书的出版既培养了新人、锻炼了队伍，也为中国的卫生健康事业做出了贡献。2022 年，东南大学出版社的资深编辑刘坚编审就提出编写一套非专业人士也能看懂更能学会的肿瘤防治方面的科普读物，以响应"健康中国行动"的伟大号召。经过近两年时间的沉淀和思考，在参考目前国内外多种同类读物之后，我们决定编写这套大型科学普及丛书。思路形成后，即刻与南京医科大学附属肿瘤医院（江苏省肿瘤医院）沈波教授商讨成立编写委员会，由本人和沈波教授总负责；本人与中国临床肿瘤学会前任理事长、中国药科大学第一附属医院（南京天印山医院）院长、原解放军八一医院副院长秦叔逵教授共同担任荣誉总主编；南京医科大学附属肿瘤医院（江苏省肿瘤医院）沈波教授、南京医科大学第一附属医院（江苏省人民医院）缪苏宇教授、江南大学附属医院茆勇教授担任总主编；徐州医科大学附属医院韩正祥教授、扬州大学附属苏北人民医院张先稳教授、苏州大学附属第一医院陈凯教授、南京大学附属鼓楼医院杨阳教授、南京医科大学附属淮安第一医院何敬东教授、南京医科大学附属老年医院（江苏省省级机关医院）樊卫飞、南京医科大学附属泰州人民医院韩高华担任副主编。该丛书的编委由南京医科大学附属肿瘤医院（江苏省肿瘤医院）的刘德林、许有涛、武渊、晏苲、高津、滕悦、王晓华、倪静、吴俚蓉、武贝、施玥，南京医科大学第一附属医院（江苏省人民医院）的王建、杨梦竹，南京医科大学附属老年医院（江苏省省级机关医院）的孙敏、方乐平，南京医科大学附属淮安第一医院的李进、周磊磊、杜楠、纪红霞、王芫、周倩、王凡，南京大学附属鼓楼医院的李茹恬，东南大学附属中大医院的张光远，南京大学医学院附属盐城第一医院的李剑萍，中国科学技术大学附属第一医院西区（安徽省肿瘤医院）的李苏宜，南京中医药大学附属南京医院（南京市肿瘤医院）的王清波、宋琳、曹朴、李原，徐州医科大学的汤娟娟、曹旭、张羽翔、潘迪、朱晶晶，徐州医科大学附属医院的陈翀、王红梅，徐州医科大学第二附属医院的张兰胜、王保庆、王自全、尹楠楠、李泳澄，扬州大学附属苏北人民医院的邢恩明、陈婷婷、殷婷，江南大学各附属医院的蔡东焱、徐闻欢、顾科、车俊、王洵、夏汝山、冯广东、周友鑫、甘霖、姚伟峰、徐泽群、胡月、魏倩、俞瑾垚、关婷、徐伟，苏州大学附属第一医院的陶慧敏、何康，南京医科大学康达学院附属医院（连云港市第二人民医院）的王思明，江苏省原子医学研究所的单婵婵、仲爱生，南京医科大学附属江宁医院（南京市江宁医院）的杨艳，海安市人民医院的张燕，东台市人民医院的周雪峰、吴德龙，淮安市肿瘤医院的赵坤，无锡市人民医院的杭志强组成。

2023年10月10日，本人与沈波教授牵头组建写作团队，制定编写体例，分配写作任务。经过半年的时间，本套丛书的初稿陆续完成。

本套丛书第一部拟分八个分册：

头颈部肿瘤分册，其中鼻咽肿瘤、鼻腔鼻窦癌、喉癌由江南大学附属医院的顾科、车俊、张晓军，东台市人民医院的周雪峰、吴德龙撰写；原发灶不明的颈部淋巴结转移性癌由南京医科大学附属肿瘤医院（江苏省肿瘤医院）的刘德林撰写；甲状腺肿瘤由江苏省原子医学研究所的单婵婵、仲爱生撰写；口腔、涎液腺肿瘤由康达学院附属医院（连云港市第二人民医院）的王思明撰写。

胸部肿瘤分册，其中胸腺肿瘤、胸膜肿瘤由南京医科大学附属肿瘤医院（江苏省肿瘤医院）的许有涛撰写；肺肿瘤由江南大学附属医学中心的王洵撰写；乳腺肿瘤由江南大学附属医院的蔡东焱、徐闻欢撰写。

消化系统肿瘤分册，由南京医科大学附属肿瘤医院（江苏省肿瘤医院）的武渊、晏苇、施玥撰写；肝、胆、胰肿瘤由徐州医科大学附属医院的韩正祥、王红梅，徐州医科大学的汤娟娟、曹旭、潘迪、朱晶晶撰写。

神经内分泌肿瘤分册，由南京医科大学附属淮安第一医院的何敬东、李进、周磊磊、杜楠、纪红霞、王芫、周倩、王凡，南京医科大学附属江宁医院（南京市江宁医院）的杨艳撰写。

泌尿系统肿瘤分册，其中尿路上皮肿瘤由东南大学附属中大医院的张光远撰写；其余部分由南京中医药大学附属南京医院（南京市肿瘤医院）的王清波、宋琳、曹朴、李原撰写。

妇科肿瘤分册，其中滋养细胞肿瘤、阴道外阴肿瘤由南京医科大学附属肿瘤医院（江苏省肿瘤医院）的倪静撰写；卵巢肿瘤、输卵管肿瘤、子宫内膜肿瘤、子宫颈肿瘤由扬州大学附属苏北人民医院的张先稳、邢恩明、陈婷婷、殷婷撰写。

骨、软组织皮肤肿瘤分册，其中成骨肉瘤、转移性骨肿瘤、软组织肿瘤由苏州大学附属第一医院的陶慧敏、何康撰写；骨肿瘤术后功能重建由江南大学附属中心医院的甘霖撰写；皮肤肿瘤由江南大学附属中心医院的夏汝山、冯广东撰写。

恶性淋巴瘤分册，由南京医科大学附属肿瘤医院（江苏省肿瘤医院）的高津、滕悦，徐州医科大学第二附属医院的张兰胜、王保庆、王自全、尹楠楠、李泳澄，徐州医科大学附属医院的韩正祥、陈翀，徐州医科大学的曹旭、张羽翔撰写。

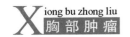

本套丛书第二部拟分三个分册：

肿瘤内科治疗分册，其中肿瘤的营养支持由中国科学技术大学附属第一医院西区（安徽省肿瘤医院）的李苏宜撰写；肿瘤的化学治疗由南京医科大学附属肿瘤医院（江苏省肿瘤医院）的王晓华撰写；肿瘤的靶向治疗由南京大学附属鼓楼医院的李茹恬撰写；肿瘤的免疫治疗由南京大学医学院附属盐城第一医院的李剑萍撰写。

肿瘤的局部治疗分册，其中肿瘤的外科手术由江南大学附属中心医院的周友鑫撰写；肿瘤的放射治疗由南京医科大学附属肿瘤医院（江苏省肿瘤医院）的吴俚蓉撰写；肿瘤的消融治疗由南京医科大学附属老年医院（江苏省省级机关医院）的樊卫飞、方乐平撰写；肿瘤的血管灌注治疗由南京医科大学附属肿瘤医院（江苏省肿瘤医院）的武贝撰写；肿瘤的热疗（热灌注、超声刀）由南京医科大学附属老年医院（江苏省省级机关医院）的樊卫飞、孙敏撰写。

肿瘤姑息治疗、护理关怀分册，其中疼痛治疗由南京医科大学第一附属医院（江苏省人民医院）的王建、杨梦竹撰写；肿瘤的护理关怀由江南大学附属医学中心的胡月、魏倩、俞瑾垚、关婷撰写。

经过半年的努力完成了撰写任务，本人及江南大学的陈暑波、江苏省原子医学研究所的仲爱生对稿件进行了审校，再交由东南大学出版社进行编辑审校，按计划即将分批陆续出版发行。

成书后，秦叔逵教授应邀欣然为本套丛书写序，这是对本人及江苏省所有参与写作的肿瘤治疗、研究专家的鼓励和支持，更是对肿瘤科普事业的关心和重视。

希望本套丛书的出版发行，能够使普通群众了解一些关于肿瘤的常识，更希望本套丛书能够为健康中国建设乃至中国的现代化建设贡献一份绵薄之力。

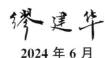

2024 年 6 月